SCORPIO

DER KLEINE SELBSTCOACH

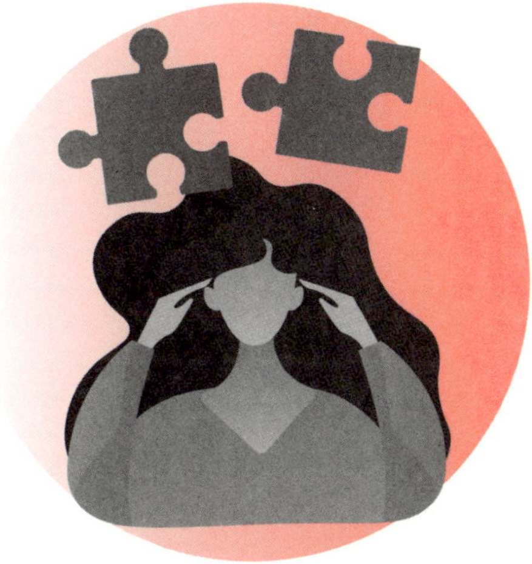

ISABELLE FILLIOZAT
JACQUES DE COULON

RESILIENZ: DIE KUNST, KRISEN ZU MEISTERN

Aus dem Französischen
von Claudia Seele-Nyima

SCORPIO

Der kleine Selbstcoach

In unserer modernen Welt verändern sich die Lebensbedingungen immer rascher und wir geraten häufig in Situationen, in denen wir die Weichen neu stellen müssen. Hierbei ist »Der kleine Selbstcoach« ein wichtiger Begleiter.

Psychische Widerstandskraft lässt sich trainieren. Auch wenn Misserfolge und Niederlagen uns oftmals zutiefst verletzen oder gar zu einem Bruch in unserem Leben führen, müssen wir uns vor ihnen nicht fürchten. Denn solche Fehlschläge können zu unseren Mentoren werden und uns stärker machen.

Isabelle Filliozat

TEIL 1

Stark durch Resilienz

Der Schlüssel zu einem wahrhaft gelingenden Leben ist Resilienz, die Kunst, auch nach einem schweren Schlag wieder aufzustehen und einen Neuanfang zu wagen. Indem wir lernen, seelische Ressourcen aufzubauen und sie abzurufen, können wir aus jedem Umbruch gestärkt hervorgehen.

Wo auch immer eine Niederlage uns trifft – auf der körperlichen, emotionalen, sozialen oder finanziellen Ebene –, stets ist sie eine Verletzung, ein Bruch im Lauf der Dinge, etwas, das uns in unserem Schwung ausbremst. Oft fällt es uns schwer, einen Fehlschlag zu akzeptieren, und wir versuchen uns dem damit verbundenen Schmerz zu entziehen. Die einen kleiden ihn in Schuldgefühle, die anderen wehren ihn durch Verleugnen oder Aggressivität ab. Und selbst wenn wir uns von der Niederlage erholen und wieder aufstehen, bleibt doch die Erinnerung daran, dass wir gefallen sind.

Dass wir uns Erfolg wünschen, ist ganz natürlich. Aber müssen wir deswegen wirklich vor dem Scheitern weglaufen? Ist ein Leben ohne Niederlagen und einschneidende Veränderungen überhaupt möglich? Nein! Denn jede Erneuerung wird nur durch den Bruch mit etwas Bestehendem möglich; es gibt keine Weiterentwicklung ohne das Loslassen von Vergangenem. Wie wäre es also, wenn wir Fehlschläge und Umbrüche, wie zum Beispiel eine Trennung vom Partner oder eine berufliche Kündigung, einmal unter einem ganz anderen Blickwinkel betrachten würden? Wenn wir sie wertschätzen würden, weil wir aus ihnen lernen, sie zu unseren Mentoren, unseren Lehrern machen?

Worin wir uns üben sollten, ist Resilienz – der Fähigkeit, nach schwierigen Ereignissen wieder aufzustehen und Kraft für den Neubeginn zu schöpfen. Resilienz ist eine Lebenseinstellung, die den Blick zuversichtlich nach vorn lenkt, wenn wir eine Niederlage erfahren haben.

Wir Mitteleuropäer haben ein überwiegend negatives Bild vom Scheitern. Sie melden mit Ihrem Unternehmen Konkurs an? Das beschädigt unweigerlich Ihr Ansehen und die Banken geben Ihnen keinen Kredit mehr. Ganz anders dagegen in den Vereinigten Staaten: Ein Unternehmer, der noch nie gescheitert ist, läuft Gefahr, als risikoscheu und somit als wenig vertrauenswürdig zu gelten. Scheitern bedeutet Erfahrung – vorausgesetzt, wir lernen aus unserem Fehlschlag und kapseln uns nicht in unserem Verletztsein ein.

Nicht wer nie scheitert, ist ein Gewinner,
sondern wer nie aufgibt.

Edwin Louis Cole

Jede Niederlage ist unweigerlich eine Zäsur. Und mancher Umbruch wird als Scheitern erlebt. Worauf es ankommt, ist, dass wir uns von den Wechselfällen und Brüchen in unserem Leben nicht dauerhaft schachmatt setzen lassen, sondern alle unsere Ressourcen einsetzen, um gestärkt daraus hervorzugehen und einen Neuanfang zu machen.

Ein Bruch in meinem Leben

Sei es eine drastische Veränderung im persönlichen Umfeld, ein schmerzhafter finanzieller Einschnitt, eine Trennung im emotionalen oder beruflichen Bereich, in Freundschaften, in der Familie, sei es eine Niederlage bei einem Wettbewerb oder das Scheitern einer Bewerbung, Trauer darüber, dass man eine Sportart oder eine Freizeitbeschäftigung nicht mehr ausüben kann: Brüche sind in unserem Leben allgegenwärtig. Niemand bleibt davon verschont. Denken Sie zunächst an eine Zäsur aus Ihrem Leben und übertragen Sie den hier beschriebenen Prozess des Umgehens mit dieser einschneidenden Begebenheit, sobald Sie ihn verinnerlicht haben, auch auf andere Situationen.

Stellen Sie sich jetzt eine Situation vor, in der Sie einen bestimmten Bruch, eine Niederlage erlebt haben oder erleben könnten: Welche Gefühle löst das in Ihnen aus?

(Unzutreffendes streichen)
Angst/Zorn/Verbitterung/Eifersucht/Freude/Beklommenheit/
Wut/Raserei/Furcht/Besorgnis/Ruhe/Liebe/Zärtlichkeit/
Scham/Schuldgefühle/Sonstiges ...

Und nun zeichnen Sie die gegenwärtige Situation:
(Sie müssen dafür nicht zeichnen »können«; bringen Sie Ihre Darstellung einfach zu Papier. Es kann ein genaues Bild der verschiedenen beteiligten Personen sein oder eine abstrakte Zeichnung, und sei es nur ein Kreis, ein Kreuz, ein Viereck oder eine Kritzelei.)

Der Bruch – vorher und nachher

Zeichnen Sie das »Vorher« in die linke und das »Nachher« in die rechte Spalte ein; die gepunktete Linie steht für den Bruch«.

Eine Zäsur, ein Einschnitt ist immer eine Geburt – zu uns selbst

Erst durch den »Bruch«, den das Einreißen der Fruchtblase symbolisiert, konnten wir überhaupt zur Welt kommen. Dann zwang – bzw. ermöglichte – uns das Durchschneiden der Nabelschnur, allein zu atmen. Dabei tut es den Lungen anfangs weh, wenn sie sich entfalten ...

Einschneidende Veränderungen gehören zum Leben, sie sind notwendig, damit wir immer wieder neu geboren werden – und dabei immer mehr wir selbst werden können.

UM UNSER EIGENES LEBEN ZU LEBEN, MÜSSEN WIR UNSER ELTERNHAUS VERLASSEN

Erinnern Sie sich an den Moment, als Sie bei Ihren Eltern ausgezogen sind.

Ich war ... Jahre alt.
Wie waren die Umstände meines Auszugs?

____

____

____

Diese Gefühle hatte ich damals:

____

____

____

Erinnert mich das an etwas? Kann ich in anderen einschneidenden Situationen meines Lebens eine ähnliche Struktur erkennen? Denn manchmal wiederholen wir Dinge. Besonders, wenn etwas in uns immer noch verletzt ist.

Die Familie hat uns ermöglicht, erwachsen zu werden. Eines Tages wird sie uns zu eng, wir müssen fortgehen. Aber auch in anderen Momenten des Lebens erkennen wir möglicherweise irgendwann, dass wir uns in einem Rahmen, einer Beziehung, der/die uns früher viel gebracht hat, nicht mehr entfalten können. Das ist die Stunde der Trennung, des Umbruchs. Dabei kann es ziemlich beängstigend sein, die eine Trapezschaukel loszulassen, ohne sicher sein zu können, dass man die nächste rechtzeitig zu fassen bekommt ...

Umstände	Reaktionen anderer	Meine Gefühle	Meine Gedanken	Mein Verhalten unmittelbar nach dem Bruch/dem Einschnitt
Beispiel: Auszug bei meinen Eltern				

Wenn wir aus unserem momentanen Leben »herauswachsen«

Mit unseren Lebensumständen ist es ein bisschen wie mit der Kleidung: Mitunter passen uns unsere alten Kleider nicht mehr oder es platzen sogar die Nähte, weil wir gewachsen sind oder zugenommen haben und sie zu klein geworden sind. Bevor wir jedoch neue anziehen können, die uns besser passen, müssen wir die alten erst mal ablegen. Und dieses Übergangsstadium der Nacktheit kann Ängste erzeugen. Wir waren an die alten Sachen gewöhnt, sie waren wie ein Teil von uns. Uns jetzt von ihnen zu trennen bedeutet, unsere Sicherheitszone zu verlassen, um uns auf etwas Unbekanntes einzulassen.

Das sind meine Befürchtungen:

____

____

____

____

____

____

____

Loslassen

Der Buddha beschrieb die Notwendigkeit zur Veränderung in unserem Leben so: Wir haben uns ein Boot gebaut, um damit den Fluss zu überqueren. Sobald wir damit jedoch das andere Ufer erreicht haben und weiter in den Dschungel vordringen wollen, wird das Boot unweigerlich zu einer schweren, unnützen Last auf unserem Rücken. Jede Umgebung erfordert das jeweils für sie passende Transportmittel.

Vielleicht haben Sie Informatik oder Medizin studiert, würden aber lieber malen oder Häuser bauen? Vielleicht sind Sie jetzt mit der/dem Richtigen verheiratet, doch in zehn oder zwanzig Jahren haben Sie sich nichts mehr zu sagen? Vielleicht hat das Umfeld, in dem wir leben, uns ermöglicht, unsere Talente zu entdecken, wir haben uns entwickelt, sind gewachsen – doch jetzt lässt es uns keinen weiteren Entwicklungsspielraum mehr.

Ich danke meinem »Boot« dafür, dass ich mit seiner Hilfe durch diese Situationen und Lebensumstände navigieren und sie bewältigen konnte:

____

____

____

____

Die kleine Stimme in uns, die wir gern zum Schweigen bringen

Manchmal wollen wir die Anspannung in uns lieber nicht spüren, weil wir meinen, die sich daraus ergebenden Konsequenzen nicht aushalten zu können. Paradox, aber so ist es nun einmal: Oft erscheint es uns einfacher, weiter zu leiden, mit dem Boot auf dem Rücken in unserer Komfortzone zu verharren, statt uns auf Unbekanntes einzulassen. Wir verdrängen die kleine Stimme aus unserem Bewusstsein, die uns sagt:

ACHTUNG, HIER STIMMT ETWAS NICHT!

Sich auf Dauer Stress aussetzen, Gefühle unterdrücken, sich unterordnen – das öffnet Depressionen, Ängsten, Phobien oder körperlichen Krankheiten Tür und Tor.

Was ist momentan an meinem Leben belastend?

Fühle ich mich schwach, abhängig, stehe ich unter Druck?

Ich höre die kleine Stimme in mir, die ich schon so oft zum Schweigen gebracht habe. Welcher Teil von mir wird unterdrückt, um den Status quo aufrechtzuerhalten?

Bevor es zu einem Bruch kommt, stauen sich die Spannungen

Wenn unsere Bedürfnisse dauerhaft unbefriedigt bleiben, Gefühle nicht geäußert werden können, wenn wir beginnen, Situationen nur noch über uns ergehen zu lassen, dann staut sich Stress an. Der Punkt, an dem es zum Bruch kommt, zeichnet sich ab. Wir laufen dabei Gefahr, dass sich die damit einhergehenden Spannungen unserem Körper einprägen – es sei denn, wir kümmern uns um die »Bruchstelle« in unserem Geist und unserem Herzen.

Finstere Gedanken nähren negative Gefühle

Kreisen Sie die finsteren Gedanken ein, die Ihnen manchmal durch den Kopf gehen, und/oder schreiben Sie andere hierhin:

Ich bin eine Niete,
ich kann nicht mehr,
es ist zu schwer,
niemand mag mich,
ich schaffe das nicht,
ich bin zu nichts nutze,
ich bin nicht so gut wie die anderen,

keiner versteht mich,
nie weiß ich, was ich tun soll,
ich habe das Gefühl, ich mache immer alles falsch ...

Oder:

Die anderen sind unfähig, dumm, inkompetent,
ich bin besser als die anderen, die haben keine Ahnung,
ich weiß immer, was richtig ist, die aber nicht, die machen einfach irgendeinen Blödsinn ...

Oder auch:

Die ganze Welt taugt nichts – das liegt an der Regierung, der Finanzkrise, dem Klimawandel ... (oder irgendetwas anderem im Außen, an etwas Unbestimmtem);
wir sitzen alle in der Patsche,
es lohnt sich nicht zu leben ...

Haben Sie das Gefühl, dass Sie die Situation beeinflussen können?

○ Ja ○ Nein

Oft haben wir mehr Macht über die Situation, als wir meinen, und sei es nur, dass es bei uns liegt, sie zu akzeptieren oder nicht. Manchmal ist es »bequemer«, sich vorzustellen, ihr hilflos ausgeliefert zu sein, denn dann kann man anderen Menschen oder auch dem Schicksal die Schuld zuschieben. Allerdings ist eine solche Opferhaltung nicht eben konstruktiv.

Ich finde zu meinem Anteil an der Macht zurück:

Habe ich dem anderen gesagt, wie ich die Situation erlebt habe?
- Ja
- Nein

Habe ich den oder die anderen Beteiligten darauf hingewiesen, dass ich mit der Situation nicht einverstanden war?
- Ja
- Nein

Habe ich eine Bitte geäußert?
- Ja
- Nein

Habe ich meine Gefühle ehrlich mitgeteilt?
- Ja
- Nein

Ich mache mir meinen Anteil an der Situation bewusst. Welche meiner Haltungen, Gedanken, Verhaltensweisen verschlimmern die Situation, statt sie zu verbessern:

____

____

____

Haben Sie das Gefühl, immer mehr die Macht über Ihr Leben zu verlieren? Sind Sie zunehmend deprimiert, erschöpft oder besorgt? Dann ist es höchste Zeit, den Mut aufzubringen, STOPP zu denken – und etwas zu ändern.

Trennungen und Brüche aus den falschen Motiven

Überlegen Sie sich jede einschneidende Veränderung in Ihrem Leben gut! So kann es beispielsweise passieren, dass wir ein Projekt, einen Partner, einen Beruf oder Perspektiven aus ungünstigen Motiven heraus aufgeben – entweder weil wir unbewussten inneren Programmen folgen, die wir schon in unserer Kindheit entwickelt haben oder die von früheren Generationen an uns weitergegeben wurden, oder aber weil wir auf unsere Ängste hören. Oder etwas von beidem. Da sind ganz unterschiedliche Stimmen in unserem Inneren ...

Wer von meinen Verwandten könnte (bewusst oder unbewusst) froh über meinen Fehlschlag sein?

- Vater
- Mutter
- jemand anders
- niemand

Wer von meinen Verwandten könnte unter meinem Erfolg leiden?

- Vater
- Mutter
- jemand anders
- niemand

Hat einer meiner Eltern, sonstigen Verwandten oder Vorfahren einen ähnlichen Bruch erlebt?

- Ja
- Nein

Habe ich das Recht, erfolgreich zu sein?
- Ja
- Nein

Habe ich das Recht, meine Eltern zu übertreffen?
- Ja
- Nein

Könnte meine erste, spontane Reaktion auf die Situation eine der folgenden sein (Nichtzutreffendes streichen)?
Davonlaufen vor dem Konflikt
Flucht nach vorn
Angst, mich dem Risiko zu stellen
Zweifel an meinen Fähigkeiten
Mangelndes Vertrauen in mich und meine Entscheidungen
Verunsicherung
Sonstige Angst oder Flucht?

Wiederholte Fehlschläge

Manche von uns neigen zu wiederholten Fehlschlägen, die immer wieder ähnlich ablaufen, als folgten sie einem festen Muster. Wenn die Geschichte sich wiederholt, sollten wir uns bewusst machen, inwieweit wir selbst dafür verantwortlich sind, und aus diesen Wiederholungen aussteigen – selbst dann, wenn uns die Vorstellung unserer eigenen Verantwortung zutiefst unangenehm ist. Solange unsere Geschichte, unser persönlicher Hintergrund nicht geheilt ist, tendieren wir dazu, unsere negativen Annahmen und Überzeugungen immer wieder zu bestätigen, indem wir uns entsprechend verhalten.

Grundannahme: Ich bin eine Niete.
=> **Verhalten:** Ich bleibe im Hintergrund.
=> **Folge:** Andere interessieren sich nicht für mich.
=> **Bestätigung** meiner Annahme: Ich bin eine Niete.

Welche negativen Annahmen über mich, die anderen und die Welt würde ich möglicherweise nach diesem Fehlschlag wiederholen:
Ich bin wirklich ...

____

Die anderen sind wirklich ...

____

Die Welt ist wirklich ...
(oder ist wirklich nicht ...)

____

Und wenn ich nicht mit der Person/der Situation brechen, sondern stattdessen das Muster ablegen würde?

____

____

____

Sagen Sie STOPP!

Wenn es um Trennungen oder Veränderungen geht, neigen wir oft dazu, »das Kind mit dem Bade auszuschütten«: Eine Freundin nervt uns – wir brechen den Kontakt ab. Unsere Ehe macht uns nicht glücklich – wir lassen uns scheiden. Im Job läuft es nicht gut – wir denken an Kündigung. Natürlich muss man zunächst etwas aufgeben, um Neues zu ermöglichen, doch das bedeutet nicht zwangsläufig einen Bruch mit der betreffenden Person, sondern vielmehr mit der aktuellen Beziehungsdynamik. Trotzdem sollten wir auch bereit sein, notfalls mit der Person/dem Unternehmen zu brechen, denn dadurch lösen wir uns von Erwartungen und machen uns unabhängig. Der oder die Betreffende verliert die Macht über uns und das Spiel kann nicht mehr so weitergehen wie bisher. Wir haben unsere Freiheit wiedererlangt – die Karten sind neu gemischt.

Es ist gar nicht selten, dass schon die Ankündigung eines Abbruchs der Beziehung eine Veränderung einleitet und nicht zu einer Trennung führt, sondern zu einer Auflösung des alten Musters. Dann entsteht eine neue Beziehung mit denselben Beteiligten. Oder ein besseres Gehalt, mehr Anerkennung, eine Neugestaltung der Stellung machen es möglich, im Unternehmen zu bleiben, während sich Dinge ändern. Aber diese Gewissheit haben wir natürlich nicht im Voraus …

Tragen Sie links in die Tabelle ein, von welcher Person/welchem Umfeld Sie sich vordergründig trennen möchten.
In der rechten Spalte präzisieren Sie, mit was genau Sie brechen möchten.

Ich möchte mich trennen von ...	Genau genommen möchte ich mich trennen von ...
Bsp.: meinem Mann	Bsp.: meiner Unterwürfigkeit gegenüber meinem Mann
Bsp.: dem Unternehmen, bei dem ich angestellt bin	Bsp.: dem Mobbing, dem ich in der Firma ausgesetzt bin

Wozu muss ich STOPP sagen, selbst auf die Gefahr hin, dass die Beziehung dann endet?

Katastrophe oder Chance? Wir haben die Wahl

危机 Das chinesische Ideogramm für »Krise« setzt sich aus zwei Schriftzeichen zusammen: dem für Gefahr und dem für Chance.

Der Katastrophentheorie des französischen Mathematikers René Thom zufolge bezeichnet der »Katastrophenpunkt« den Wendepunkt, an dem eine Kurve die Richtung wechselt.

Wenn man die Situation nicht ändern kann, dann bleibt einem nichts, als sich selbst zu ändern. Nur dazu haben wir die uneingeschränkte Macht.

Was verlangt die Situation von mir? Anders ausgedrückt, wie kann ich die Situation nutzen, um Fähigkeiten und/oder Werte zu entwickeln, die wichtig für mich sind?

»Wichtig war nicht, was wir vom Leben erwarteten, sondern was das Leben von uns erwartete«,

SCHREIBT VIKTOR E. FRANKL IN SEINEM BERICHT ÜBER SEIN LEBEN IM KONZENTRATIONSLAGER.

Das Warum verstehen

Was keinen Sinn ergibt, verunsichert uns. Um herauszufinden, was mich diese Niederlage lehren will, muss ich ihre tieferen Gründe verstehen – nicht die offensichtlichen Ursachen, sondern die, die dem Ganzen zugrunde liegen. Manche entspringen unserem Inneren, andere kommen von außen. Die einen liegen in der Vergangenheit, die anderen in der Zukunft. Nicht zu vergessen, dass jedes Ereignis multikausal ist, also immer mehrere Ursachen hat.

INNERE URSACHEN

Auf der Suche nach inneren Ursachen fragen Sie sich: War dieser Fehlschlag durch meine persönliche Geschichte vorprogrammiert? Liegt darin ein Sinn im Zusammenhang mit dem, was meine Vorfahren erlebt haben? Setzt er das fort, was meine Eltern mich gelehrt haben? Mögliche Antworten sind:

› **Ich finde darin einen unbewussten »Nutzen«: z. B. indem eine Grundannahme bestätigt oder eine Illusion der Macht** wiederhergestellt wird; ich Widerstand gegen etwas leisten kann, ohne einen offenen Konflikt zu riskieren und die Verantwortung dafür zu übernehmen ...

› Der Fehlschlag ermöglicht mir, elterliche Erwartungen zu enttäuschen und meine eigene Identität zu finden.
› Ich wiederhole die Geschichte der Familie (ähnliches Scheitern des Vaters im selben Alter ...).
› Das Scheitern bestätigt meine Stellung in der Familie (nur einer darf erfolgreich sein: mein Bruder).
› Der Fehlschlag bedeutet Gehorsam gegenüber den Geboten der Eltern (es ist verboten, Mama zu übertreffen/du hast kein Recht auf Erfolg).

Wenn diese Niederlage eine Botschaft an meine Eltern wäre, würde sie ihnen sagen:

ÄUSSERE URSACHEN

Ja, manchmal können wir persönlich wirklich nichts dafür, sondern sind Opfer einer gesellschaftlichen oder wirtschaftlichen Dynamik oder von Naturgewalten (Wirbelsturm, Überschwemmung ...). Wir erkennen die Welt durch den Widerstand, den sie uns entgegensetzt.

Was kann ich aus dieser Erfahrung lernen?

____

____

____

URSACHEN, DIE IN DER ZUKUNFT LIEGEN

- **Und wenn unser Unterbewusstsein das Scheitern provoziert hätte, um uns zu zwingen, unsere Komfortzone zu verlassen, und uns so zu ermöglichen, neue Wege einzuschlagen?**
- **Ein Fehlschlag kann eine Quelle der Kreativität und der Entdeckungen sein. Crêpe Suzette, ein Dessert, das versehentlich erfunden wurde – weil der Likör am Tisch Feuer fing – und sich im Nachhinein als köstlich erwies, ist ein schönes Beispiel dafür.**

Und wenn dieser Fehlschlag eine Antwort auf eine Frage wäre, die ich mir noch nicht gestellt habe? Welche könnte das sein?

Oder vielleicht ist dieses Hindernis ein Hinweisschild, das mich wieder auf den richtigen Weg bringen soll? Bin ich meinen ursprünglichen Träumen und Plänen treu geblieben?

Meine Ängste

Schreiben Sie hier all Ihre Ängste im Zusammenhang mit dem sich abzeichnenden bzw. sich konkretisierenden Fehlschlag oder Umbruch auf und füllen Sie mindestens diese ganze Seite. Notieren Sie alles, was Ihnen spontan in den Sinn kommt, ohne nachzudenken.

Am nächsten Tag lesen Sie sich die vorhergehende Seite noch einmal durch und betrachten jede Angst genau: Ist sie realistisch? Versuchen Sie nicht, Ihre Befürchtungen sofort zu beschwichtigen. Sie ganz bewusst zu erkennen ist eine wichtige Etappe auf dem Weg.

Kreuzen Sie an, welche der folgenden Ängste, die sich bei einem Umbruch oder Fehlschlag häufig einstellen, auf Ihrer persönlichen Liste stehen:

- Angst, dass es nie mehr so wird wie früher
- Angst, leiden zu müssen
- Angst vor der Reaktion der anderen
- Angst vor der Zukunft, vor dem Ungewissen
- Angst, sich der Gegenwart zu stellen
- Angst vor Konflikten
- Angst, den Anforderungen nicht gewachsen zu sein
- Angst, das Gesicht zu verlieren, in den Augen anderer kein gutes Bild abzugeben
- Angst, nicht zu wissen, was ich sagen oder tun soll
- Angst vor dem Alleinsein
- Angst vor ...

Was ist meine GRÖSSTE Angst?

____

____

____

____

Angst, dass es nie mehr so wird wie früher

Diese Angst ist sinnlos. Denn dass die Vergangenheit nicht wiederkehrt, steht fest. Das Wasser des Flusses scheint zwar überall dasselbe zu sein, doch wenn wir ihm von Zeit zu Zeit eine Tasse entnehmen, erhalten wir jedes Mal andere Wassermoleküle.

Angst, leiden zu müssen

Die Angst davor, leiden zu müssen, ist quälender als die Realität selbst, denn sie verursacht ständige Anspannung. Während realer Schmerz wieder vergeht, wenn wir uns ihm stellen und angemessen auf ihn reagieren, führen Angst und Anspannung zu dauerhaftem Leiden.

Welcher Schmerz oder welches Gefühl macht mir Angst?

____

____

____

____

____

Was könnte passieren, wenn ich es tatsächlich empfinde?

Ich schätze die Intensität des Schmerzes, den ich in Gedanken vorwegnehme, auf: (schreiben Sie eine Zahl zwischen 1 und 10)

MEINE RESSOURCEN

Was war der größte Schmerz, den ich je empfunden habe?

Seine Intensität betrug:

Wie habe ich den Schmerz letztendlich überwunden?

Wenn ich die Zahl mit der auf der vorhergehenden Seite vergleiche, stelle ich fest:

Unabhängig davon, ob wir den Bruch in unserem Leben selbst herbeigeführt haben, ob er uns aufgezwungen wurde oder ob wir uns einvernehmlich auf eine Trennung geeinigt haben: Es tut weh. Das ist ganz natürlich. Wir könnten nun der Versuchung erliegen, Schmerz zu leugnen, indem wir uns z. B. nach einem Bruch, den wir selbst zu verantworten haben, einreden, es sei besser so und daher gebe es auch keinen Grund zu leiden. Oder wir wollen nach einer unfreiwilligen Trennung dem anderen nicht die Genugtuung bereiten, wegen ihm zu leiden, denn das gäbe ihm eine Macht über uns, die wir ihm nicht mehr einräumen wollen.

Der Schmerz vergeht, wenn wir uns ihm stellen. Wenn nicht, bleibt er in unserem Inneren eingekapselt, bereit, bei jeder sich bietenden Gelegenheit – zum Beispiel einer neuen Bekanntschaft – wieder hochzukommen und Ängste, Scham oder irrationale Wut in uns zu entfachen. Damit niemand etwas merkt, müssen wir ihn fest einschließen, und die Kraft, die es uns kostet, den Schmerz zu unterdrücken, äußert sich in stetiger Anspannung. Doch Vorsicht bei angestautem Stress!

Übung:

Um den Schmerz zu überwinden, spüren Sie ihn bewusst. Lassen Sie sich dabei gehen bis hin zu Tränen, wütendem Einschlagen auf das Kopfkissen, Aufstampfen mit den Füßen ... Achten Sie dabei auf die Körperstellen, wo Sie ihn spüren. Beobachten Sie den Schmerz in Ihrem Körper und fassen Sie Ihre Empfindungen in Worte. Lösen sie ihn von den Schichten der Vergangenheit, die ihn überlagern: Gehen Sie in der Erinnerung zurück zu früheren Situationen, in denen Sie Ähnliches gespürt haben wie jetzt. Was geschah damals? Ist der alte Schmerz in Ihnen geheilt? Sobald die Vergangenheit »auskuriert« und überwunden ist, sollte auch die emotionale Belastung des aktuellen Schmerzes sich verringern.

Angst vor dem Blick der anderen

Manchmal fürchten wir uns vor dem Urteil anderer. Da der Mensch ein äußerst soziales Wesen ist, haben wir ein ausgeprägtes Bedürfnis, uns angenommen und anerkannt zu fühlen. Um Teil einer Gruppe zu sein, sind wir zu zahlreichen Konzessionen bereit. Von den anderen beschämt, verurteilt und schlimmstenfalls ausgeschlossen zu werden, macht uns existenzielle Angst und sorgt dafür, dass wir sehr viel tun, um dem von der Gesellschaft geforderten Bild zu entsprechen.

Welche Urteile anderer lasten auf mir? Oder vor welchen Urteilen, die eventuell über mich gefällt werden könnten, fürchte ich mich?

____

MEINE RESSOURCEN

Was kann mir im schlimmsten Fall passieren, wenn ich so beurteilt werde:

____

____

____

Wenn Sie sich immer noch vor den Urteilen anderer fürchten, dann stellen Sie sich einfach vor, Sie trügen ein Kostüm aus Entenfedern, an dem alles abperlt.
Wenn Sie sich innerlich sicher genug fühlen, konzentrieren Sie sich auf diese Leute und betrachten sie mit Nachsicht – ihre Urteile sind eher Ausdruck ihrer eigenen Ängste (oder Wünsche), als dass sie etwas über Sie aussagen.

Angst vor dem Unbekannten, vor der Zukunft, davor, nicht zu wissen, was man sagen oder tun soll

Diese Angst ist ganz normal! Denken Sie daran: Angst ist eine Ressource! Vorausgesetzt natürlich, dass wir uns von ihr nicht in einen Zustand der Lähmung versetzen lassen. Aber wenn wir sie annehmen, wird sie zu einer ausgezeichneten Ratgeberin. Angst bringt uns zum Nachdenken, dazu, vorausschauend zu planen und somit Klippen sicher zu umschiffen. Viele Menschen, die Großes leisten, haben Angst! Jemand, der seiner selbst zu sicher ist, übersieht leicht Gefahren und droht zu stürzen – und im schlimmsten Fall weiß er nicht, wie er wieder aufstehen kann!

Machen Sie Ihre Ängste zu nützlichen Ressourcen

Überlegen Sie: Was macht Ihnen am meisten Angst? Und was noch? Und außerdem? Und so weiter. Tragen Sie Ihre Ängste in die linke Spalte der Tabelle ein. Im nächsten Schritt (mittlere Spalte) schätzen Sie sie ein: Sind sie gerechtfertigt, hängen sie mit Ihrem Werdegang zusammen? Schließlich stellen Sie in der rechten Spalte jeder Angst eine oder mehrere Ressourcen gegenüber, die Sie mobilisieren können.

Die Analyse meiner Ängste, seien sie begründet oder nicht, und meine Ressourcen:

Ich habe Angst davor, dass …	Ist die Angst gerechtfertigt oder hängt sie mit meinem Werdegang (z. B. einer negativen Überzeugung) zusammen?	Meine Ressourcen

Angst, sich der Gegenwart zu stellen

Eine Trennung, ein Umbruch, eine Niederlage erfordern Arbeit. Es gilt, sich selbst neu zu organisieren, was nicht selten eine ganze Reihe von Konsequenzen nach sich zieht. Wenn wir Angst haben, uns einer solchen Gegenwart zu stellen, dann deshalb, weil wir das Gefühl haben, dass uns die nötigen Ressourcen fehlen. Das ist gerechtfertigt! Sich zu motivieren und anzutreiben nützt da wenig. Das Aufstocken unserer Ressourcen hat jetzt Priorität. So könnte die Angst, einer Situation gegenüberzutreten, ein Zeichen für Erschöpfung sein. Dann heißt es, darauf zu hören und unsere Agenda entsprechend anzupassen.

Nicht jeder »dringende« Fall ist auch einer.
Welche dringenden Angelegenheiten können nicht aufgeschoben werden?

____

____

Welche Veränderungen können ruhig noch etwas warten?

____

____

MEINE RESSOURCEN

Woraus schöpfe ich neue Kraft? (Kreisen Sie ein, was auf Sie zutrifft, und fügen Sie eigene Kraftquellen hinzu.)

Mit Freunden ausgehen,
ein Abendessen in der Familie,
Sport treiben,
lesen,
eine Massage erhalten,
ein schönes Bad nehmen,
Musik hören,
wandern,
ein Strandaufenthalt,
ins Kino gehen,
mit meinem Hund in der Natur spazieren gehen,
Kanu fahren,
tanzen,
ein Museumsbesuch,
eine Stadtbesichtigung,
die Katze streicheln,
Liebe machen,
gärtnern,
reisen,
kochen,
mit Kindern spielen ...

Angst vor Konflikten

Hinter der Angst vor Konflikten verbirgt sich die Befürchtung, nicht geliebt zu werden, zurückgewiesen, verletzt zu werden, den anderen zu verletzen, nicht gut genug zu sein ...

Wovor genau fürchte ich mich in einem Konflikt?

____

____

MEINE RESSOURCEN

Ich denke an jemanden aus meiner Vergangenheit (oder meiner Zukunft – warum nicht?), der mir eine Hilfe war: die Großmutter, die mir zuhörte, mein Hund, der mich verstand ... Dabei stelle ich mir denjenigen/diejenige bildlich vor, rieche seinen/ihren Geruch, höre, was er/sie sagt – und lasse mich nähren von dem Gefühl, von ihm/ihr bedingungslos angenommen zu werden.
Ich überlege mir eine Strategie zur Konfliktlösung, statt dem anderen unvorbereitet gegenüberzutreten.
Um jegliches Machtspiel zu vereiteln, achte ich darauf, der gegenseitigen Verbundenheit den Vorzug zu geben, statt »recht haben« zu wollen.

Angst vor dem Alleinsein

Damit sich ein Baby geborgen fühlt und innere Sicherheit entwickelt, braucht es die Verbundenheit mit Mutter und Vater oder einer anderen verlässlichen Bezugsperson, die ihm Zuwendung gibt und seine Bedürfnisse erfüllt.

Wenn wir in unserer Kindheit Zurückweisung erfahren haben, kann dies dazu führen, dass wir Alleinsein mit Isolation verwechseln. Aus Angst, allein zu bleiben, harren wir dann vielleicht auch in uns unangenehmen Situationen lange aus. Solange wir im Privatleben oder im Beruf mit anderen Menschen zusammen sind, spüren wir nicht, dass uns die grundlegende Sicherheit fehlt. Erst eine Trennung, eine einschneidende Veränderung fördert es zutage.

MEINE RESSOURCEN

> Heute, als erwachsener Mensch, kann ich mir diese Aufmerksamkeit selbst zuteilwerden lassen und meine Empfindungen, Gefühle, Gedanken wahrnehmen – all das, was ich innerlich bin.

> Um unter dem Alleinsein nicht länger zu leiden, entscheide ich mich bewusst dafür. Ich mache es zu meinem Freund. Nur wenn ich ganz allein bin, kann ich in mein tiefstes Innerstes vordringen.

Übung: Gönnen Sie sich die Erfahrung, eine Stunde ganz allein mit sich selbst zu verbringen, ohne Telefon, ohne Bildschirm, ohne Buch – und ohne den Wunsch, diesem Zwiegespräch mit sich selbst auszuweichen. Sobald Sie es schaffen, eine Stunde mit sich allein zu sein, versuchen Sie es drei Stunden, dann einen ganzen Tag. Spüren Sie Ihren Atem, Ihre Lebendigkeit, nehmen Sie sich selbst, Ihre Gefühle, Ihre Empfindungen, Ihre Gedanken aufmerksam wahr ...

Angst, den Anforderungen nicht zu entsprechen

Welchen Anforderungen? Den Erwartungen der Eltern?

MEINE RESSOURCEN

Visualisierungsübung: Ich schließe die Augen und stelle mir vor, wie ich innerlich in die Hocke gehe, um mich auf die Ebene der Ängste und der Scham, die ich von meinen Eltern übernommen habe, hinunterzubegeben. Um die Angst aufzulösen, sende ich meinen Eltern im Geiste die bedingungslose Liebe, die sie selbst nicht erhalten haben und daher auch nicht immer an mich weitergeben konnten.

Angst, das Gesicht zu verlieren

Für manche Menschen bedeutet jeder Bruch eine schmähliche Niederlage, weil sie ihn als narzisstische Verletzung erleben. Natürlich kann ein Fehlschlag unser gesellschaftliches Image »ankratzen«. Doch warum zulassen, dass er unser Selbstwertgefühl zerstört? In Wirklichkeit erhält doch nur die Maske, mit der wir uns in Gesellschaft zeigen, einen Schlag, und nicht unser wahres Ich!

Wenn jemand mit uns bricht, ist das eine Einladung an uns, die Maske fallen zu lassen. Statt gleich eine neue aufzusetzen – die des Opfers –, können wir die Gelegenheit wahrnehmen und es wagen, authentisch zu sein.

Die meisten von uns entscheiden sich – wenn sie auf ihr Inneres hören – dafür, die soziale Maske abzulegen, um die Beziehung zu retten. Andere dagegen brechen lieber eine Beziehung ab, um ihre Maske nicht fallen lassen zu müssen.

MEINE RESSOURCEN

- Dadurch, dass ich selbst eine Maske trage, komme ich nur mit anderen Maskierten zusammen.
- Mir wird klar: Diese Maske ist nicht mein wahres Ich, sondern lediglich ein Ausdruck der Anpassung an die Wünsche, die andere in Bezug auf mich haben.
- Ich verstehe die Wünsche der anderen als Ausdruck dessen, was sie selbst erleben und empfinden, nicht als an mich gerichtete Aufforderungen. Sie sagen zwar »Du …«, aber ich übersetze es in Gedanken in »Ich …«.

Zur Übung »entschlüssele« ich die folgenden Sätze:
Beispiel: Du bist ja nicht so unglücklich wie ich … = Ich habe es nie geschafft, deinen Vater zu verlassen.

Immer beklagst du dich, nie bist du zufrieden =

____

____

Du willst doch eine so gute Stellung nicht etwa aufgeben? =

____

____

Du weißt nichts vom Leben; anderswo ist es auch nicht besser =

Eine so gute Partie wirst du doch wohl nicht verlassen? =

Vorsicht, warte erst ab, bis … =

So bald wirst du keine(n) andere(n) (Mann, Frau, Job) finden =

Traurigkeit, die eine frühere Trauer in sich birgt

Ich bin in meiner Trauerarbeit blockiert …
… und zwar in dieser Phase:

___

___

___

ABHÄNGIGKEIT
GEGENABHÄNGIGKEIT
UNABHÄNGIGKEIT

Die aktuelle Niederlage, der jetzt stattfindende Bruch ist der Nachhall einer anderen Trauer oder eines ungelösten Traumas aus meiner Vergangenheit. Die Phase, in der ich damals blockiert war, spiegelt die Phase wider, die ich heute durchlebe.

Ich stecke im Opferstadium fest, fühle mich verlassen

Kann man einen Erwachsenen »verlassen«? Nein, ein erwachsener Mensch ist nicht abhängig, er kann nicht »hilflos zurückgelassen« werden. Das Gefühl der Verlassenheit hängt nicht mit der Gegenwart zusammen, sondern es handelt sich wahrscheinlich um eine Reaktivierung früherer Trennungserfahrungen.

Aber: Unsere aktuelle Situation gibt uns eine schöne Gelegenheit, davon geheilt zu werden.

Wer hat mich verlassen, als ich ein Kind war?

____

Was habe ich damals empfunden?

____

____

Was habe ich mir damals gesagt?

____

____

Heilung des inneren Kindes

Suchen Sie, der oder die heutige Erwachsene, die Begegnung mit dem Kind, das Sie waren. Hören Sie auf seine Gefühle, betrachten Sie es. Sagen Sie ihm, wie sehr Sie es lieben.

Erklären Sie ihm, was geschehen ist und dass es nicht seine Schuld war. Das Kind, das Sie waren, hatte nicht die Informationen über Ihre Eltern, ihre Situation, ihren Hintergrund, die Ihnen heute zur Verfügung stehen.

Ich bin in der Gegenabhängigkeit blockiert: Rachegefühle

Um Zorn aufrechtzuerhalten und zu nähren, muss man um jeden Preis weiterleiden. Gefühle sind Reaktionen, die sich sehr schnell anpassen. Aber wenn wir uns an das Leiden klammern, hat das nichts mehr mit der ursprünglichen Emotion zu tun. Dafür ziehen wir aus dem Leiden verschiedene Arten von sekundärem Nutzen, von denen wir uns manchmal nur schwer wieder trennen können:

› **Leiden gibt uns das Gefühl zu existieren.**
› **Es sagt uns, dass der andere schuld ist.**
› **Es hält uns in der Vergangenheit, bewahrt die Verbindung mit »früher«.**
› **Es rechtfertigt unsere Passivität, wir sind das Opfer.**
› **Es enthebt uns unserer Verantwortung und appelliert an andere, sich unserer anzunehmen.**

Ich betrachte mein Leid – spricht es wirklich von mir?

Um am Leiden festzuhalten, muss ich es permanent reaktivieren und mich in einer Endlosschleife immer wieder mit (Selbst-)Anklagen oder Schuldgefühlen quälen. Habe ich das wirklich nötig?

ICH KANN BESCHLIESSEN, AB JETZT NICHT MEHR ZU LEIDEN, INDEM ICH EINFACH DAMIT AUFHÖRE, MEINE EMOTIONEN MIT NEGATIVEN GEDANKEN ZU NÄHREN.

Ich beobachte mich dabei, wie ich MEIN Leben zerstöre, indem ich in dieser Rache- und Anspruchshaltung verharre, und erkenne, dass ich lieber recht haben statt glücklich sein will.

Ich habe die Wahl:

Depression/Rache	Trauer
Ich fühle mich nicht verantwortlich, der andere ist schuld.	Ich übernehme meinen Teil der Verantwortung.
Zorn auf den anderen	Den anderen annehmen

Gegenabhängigkeit	Entwicklung zu einem eigenständigen Ich
Darauf beharren, dass ich recht habe	Die Situation genau hinterfragen
Stress, Leid, Schwierigkeiten zu leben	Innere Freiheit
Keine neue Beziehung	Neue Beziehung möglich

ICH BIN BLOCKIERT IN DER PHASE DER UNABHÄNGIGKEIT

DAS IST DEIN PROBLEM! SPASS OHNE GRENZE! BLOSS KEINE VERPFLICHTUNGEN!

Diese Blockade äußert sich in Bindungsscheu, Gleichgültigkeit gegenüber den Gefühlen anderer, häufigem Beziehungswechsel, rein auf Vergnügen ausgerichtetem Ausprobieren. Sie vermittelt uns die Illusion von Freiheit.

Eigene Gefühle äußern

Wenn Sie Ihre Gefühle gegenüber der Person äußern, mit der Sie aktuell Streit haben, kann es passieren, dass Sie die Situation noch verschlimmern, weil Sie durch störende Gefühle des Zorns, der Furcht oder der Unsicherheit aus Ihrer Kindheit belastet sind. Um Ihre Gefühle besser einordnen zu können, äußern Sie sie daher am besten zunächst gegenüber einem Freund, einer Therapeutin oder einem Coach oder Sie stellen sie in einer Zeichnung, einem Gemälde oder einer anderen künstlerischen Ausdrucksform dar.

Zeichnen oder malen Sie Ihre Gefühle hier:

Der Brief

Schreiben klärt die Gedanken. Dadurch, dass wir sie zu Papier bringen, schwirren sie uns nicht mehr nonstop im Kopf herum. Der Brief ist nicht dazu gedacht, abgeschickt zu werden, sondern dient nur dazu, den Schmerz »abzuladen«, die eigenen Gefühle einzuordnen und sich von dem, was wehtut, sichtbar zu befreien.

Mein Brief:

Trauern ist Arbeit

Die Schweizer Ärztin und Sterbeforscherin Elisabeth Kübler-Ross hat die Phasen der Trauer beschrieben:

SCHOCK/NICHT-WAHRHABEN-WOLLEN, ZORN/PROTEST, VERHANDELN/ANGST, DEPRESSION/WEHMUT/TRAURIGKEIT, AKZEPTANZ UND NEUANFANG

Schock

Es kommt zum gravierenden Einschnitt – das Unvorstellbare tritt ein. Im Inneren herrscht Aufruhr, das Gehirn spielt unter dem Schock verrückt. Man wiederholt sich, schildert zwanzig Mal dasselbe, wie eine Schallplatte, die an einer Stelle festhängt. In der Tat hat etwas die Musik angehalten! Doch selbst wenn es in diesem Stadium ganz natürlich ist, sich angstvoll in die Zukunft hineinzuversetzen oder sich tausend Fragen über die Vergangenheit zu stellen, sollten Sie dennoch achtgeben, dass Sie sich nicht darin verlieren. Jetzt ist noch nicht die Zeit des Nachdenkens, sondern die des Fühlens, Erfahrens und des Beobachtens, was in uns vorgeht.

Meine Ressourcen zur Bewältigung des Schocks: Selbst wenn die Versuchung groß ist, immer wieder über das Geschehene zu sprechen, vor allem über das, was der andere getan oder nicht getan hat, achte ich darauf, was in mir vorgeht. Sprechen, erzählen, das hilft mir, diese Phase zu überwinden, vorausgesetzt, ich beschreibe auch, was ich in der ursprünglichen Situation empfunden habe. Ich beobachte meine Gefühle und benenne sie. Ich beobachte den Tanz meiner Gedanken und bleibe in der Gegenwart.

Nicht wahrhaben wollen oder: Der Fuchs und die Trauben

In Äsops Fabel »Der Fuchs und die Trauben« versucht ein Fuchs, an hoch hängende Trauben heranzukommen. Als ihm das nicht gelingt, wendet er sich verächtlich ab mit den Worten: »Die sind mir viel zu sauer!« Auf diese Weise verunglimpfen wir vielleicht auch einen Chef oder eine Firma, von der wir die Kündigung erhalten haben: »Der Typ war so von sich und seiner Position eingenommen, es war ein Unternehmen ohne Seele ...«

Oder wir setzen den Mann/die Frau herab, den/die wir bis jetzt geliebt haben: »Sie war total oberflächlich« bzw. »Er war hinter jeder Frau her ...«. Wenn es uns zu schwerfällt, eine bestimmte Sichtweise zu akzeptieren, wenn der Schmerz zu heftig sein könnte oder wir einfach nicht bereit sind, die Gegebenheiten anzunehmen, dann schützt uns das Gehirn, indem es die Wahrheit vor uns verbirgt. Der Fehlschlag, der Bruch, löst Angst aus und dagegen verteidigen wir uns mit zahlreichen Abwehrmechanismen: Negierung (Verneinung), Umdeutung, Verleugnung, Projektion, Verschiebung ...

»Ich bin nicht wegen mangelnder Leistung durchgefallen, der Lehrer hatte etwas gegen mich.«

»Es war ohnehin nicht zu schaffen.«

Welches Urteil wäre ich versucht zu fällen ...

- über den/die Partner(in), von dem/der ich mich trenne?

____

____

____

- über den Menschen oder den Betrieb, der mir gekündigt hat?

____

____

____

- über die Prüfung oder den Wettkampf, bei der/dem ich gescheitert bin?

____

____

____

Wir können folgende Dinge verleugnen: eine Tatsache, ihre Bedeutung, die Möglichkeit, etwas daran zu ändern, oder unsere eigene Macht über die Situation.

Situation: Ein Paar hat einen heftigen Streit. Beide werfen sich gegenseitig alles Mögliche vor. In der folgenden Tabelle stehen die Äußerungen, die sich einer der beiden Beteiligten sagen könnte, je nachdem, wie stark er/sie die Situation negiert.

TABELLE DER VERLEUGNUNG

	Fakten	Probleme	Lösungsoptionen
Ist-Zustand	Alles läuft gut.	Hin und wieder streiten ist normal.	Man kann sowieso nichts tun, es gibt keine Lösung.
Wichtigkeit, Bedeutung	Ein paar Streitereien geben der Beziehung Würze.	Ach was, so schlimm ist das nicht.	Therapien, Kommunikationsworkshops – das bringt doch nichts!
Möglichkeit, etwas zu ändern	In einer Beziehung gibt es immer mal Streit.	Da kann man nichts machen.	Es gibt keine Lösung, die funktioniert.
Fähigkeit, sich selbst zu ändern	Er/sie streitet sich, an mir liegt es nicht.	Ich kann nichts dagegen tun.	Lösungen funktionieren nur bei anderen, nicht bei mir.

TABELLE DES ERKENNENS

	Fakten	Probleme	Lösungs-optionen
Ist-Zustand	Ich erkenne, dass wir uns oft streiten.	Diese Streitereien sind ein Problem.	Man kann lernen, anders zu kommunizieren.
Wichtigkeit, Bedeutung	Es tut weh.	Unsere Auseinandersetzungen belasten unsere Beziehung; sie sind das Symptom für ein tieferes Problem.	Mit Empathie zu kommunizieren würde uns beiden helfen, uns nicht mehr fruchtlos zu streiten.
Möglichkeit, etwas zu ändern	Man könnte anders kommunizieren.	Wir können unser wahres Problem betrachten und Lösungen finden.	Wir können lernen, anders zu kommunizieren.
Fähigkeit, sich selbst zu ändern	Ich könnte anders kommunizieren.	Ich bin für die Situation mitverantwortlich und kann somit auch dafür sorgen, dass sie sich ändert.	Ich mache mir klar, wie wichtig das Problem für mich ist, und ergreife Maßnahmen, um es zu lösen.

In dieser Liste blockierender Äußerungen passt ein Satz nicht ins Schema. Finden Sie ihn?
Streichen Sie die blockierenden Überzeugungen.

»Die Ehe ist fürs ganze Leben.«
»Wir waren so glücklich.«
»Sich scheiden lassen ist eine Niederlage.«
»Ich käme nie wieder auf die Füße.«
»Er/sie ist ohnehin ein Mistkerl/Miststück.«
»Ohne ihn/sie/diese Arbeit kann ich nicht leben.«
»Ich wäge ab, wie weit unsere Beziehung uns beide nicht mehr glücklich macht, und beschließe, Hilfe zu suchen, um wieder zur alten Vertrautheit und Liebe mit meinem Partner/meiner Partnerin zurückzufinden.«
»Das kann er/sie mir doch nicht antun!«
»Er/sie kommt bestimmt wieder zurück.«
»Das wird er/sie bereuen.«
»Ich bin ein perfekter Ehemann/eine perfekte Ehefrau;
so eine(n) wie mich findet er/sie nicht noch mal.«

Antwort: »Ich wäge ab, wie weit unsere Beziehung uns beide nicht mehr glücklich macht, und beschließe, Hilfe zu suchen, um wieder zur alten Vertrautheit und Liebe mit meinem Partner/meiner Partnerin zurückzufinden.«

Die Phase des Protests

Als Reaktion auf Frustration und Ungerechtigkeit ist Zorn bzw. Protest eine natürliche Phase in der Trauerarbeit. Weil Zorn uns normalerweise kein vertrautes Gefühl ist, meiden wir ihn tendenziell, indem wir Anschuldigungen entweder in Forderung an andere übersetzen oder in Form von Schuldgefühlen gegen uns selbst richten. Wenn wir uns aber in einer Anspruchshaltung oder in Schuldgefühlen einkapseln, hilft uns das nicht zu wachsen. Wer sagt mir denn, was richtig ist und was nicht? So manchen Bruch, den ich früher erfahren musste, fand ich damals ungerecht. Bedauere ich ihn deshalb? War er letztendlich nicht doch gerade angesichts dessen, was danach kam, richtig? Und wenn ich ihn heute immer noch ungerecht finde, dann vielleicht deswegen, weil ich nie um das, was damals passiert ist, getrauert habe? Mich stattdessen an das Vergangene geklammert, die Veränderung abgelehnt habe?

WARUM AUSGERECHNET ICH?

»Das ist nicht gerecht«, geht oft mit der Frage **»Warum ich?«** einher, die Scham und Schuldgefühlen Tür und Tor öffnet.

Während gesunde Schuldgefühle dazu auffordern, die Gefühle anderer zu berücksichtigen, verhält es sich bei übersteigerten Schuldgefühlen ganz anders:

Wir wenden den Zorn gegen uns selbst und versuchen gleichzeitig verzweifelt, wieder Macht und Kontrolle über das Geschehen zu erlangen, denn ein Bruch, wie beispielsweise die Trennung vom Partner, entzieht sie uns – auch dann, wenn wir uns bewusst dafür entschieden haben. Am liebsten würden wir durchs Leben gehen, ohne jemals etwas kaputt zu machen oder andere zu verletzen.

Scham ist das Gefühl, ausgegrenzt zu sein. Daher ist es ganz natürlich, bei einer Trennung Scham zu empfinden. Sie ermöglicht es, dass wir uns wieder auf uns selbst besinnen und darüber nachdenken, was zum Bruch geführt hat; wir werden dazu ermuntert, dem Leid, das wir anderen zugefügt haben, ins Auge zu sehen, ob wir nun das Ende selbst herbeigeführt haben oder nicht. Schamgefühle aus der Kindheit sollten wir dem allerdings nicht auch noch hinzufügen ...

Wir alle mussten im Laufe unseres Lebens schon viele Ablehnungen hinnehmen und oft haben wir noch Scham aus diesen längst vergangenen Episoden tief in uns bewahrt. Bei jeder Trennung kann sie wieder an die Oberfläche gelangen.

Ich ersetze »Warum ausgerechnet ich, das ist doch ungerecht« durch »Das Schicksal stellt mir die Frage: Was ist der Sinn meines Lebens?«.

____

____

____

____

____

Die Frage **»Warum ich?«** markiert den Übergang von der Phase des Zorns zur der des Verhandelns.

Verhandeln

Die Phase des Verhandelns ist nicht immer leicht zu erkennen. Denn während wir sie gerade durchlaufen, glauben wir ernsthaft, es gäbe etwas, was den Bruch noch verhindern könnte. Mögliche Reaktionsweisen in diesem Stadium sind:

ÜBERANPASSUNG

Man versucht immer mehr, der Vorstellung zu entsprechen, die der andere vermeintlich von einem hat. Man ist die perfekte Ehefrau, der perfekte Ehemann, der oder die vorbildliche Angestellte ... »Wenn ich genau das bin, was von mir erwartet wird, dann kommt sie/er bestimmt wieder zu mir zurück«, sagen wir uns dann in der magischen Hoffnung, dass die betreffende Person ihre Entscheidung wieder zurücknimmt, die Trennung nicht stattfindet.

Andere imitieren, so tun als ob, sich besonders nett zeigen, noch perfekter werden, sich selbst immer stärker kontrollieren, mehr geben als nehmen, alles für andere tun, sich aufopfern, versuchen, andere zu überzeugen, recht zu behalten: Das alles sind Verhaltensweisen der Überanpassung.

REUE

Hätte ich nur dieses oder jenes getan ... Wenn das Wörtchen wenn nicht wär ...

ILLUSIONEN

Er/sie wird es früher oder später bereuen und zurückkommen.
Ich zünde in der Kirche eine Kerze an, dann wird alles gut.

Aber auch eine Form von DROHUNG:
Sie werden sowieso nie wieder einen Job finden.
Niemand will dich.

Oder von ERPRESSUNG:
Siehst du nicht, was du den Kindern damit antust?
Wenn du gehst, zahle ich dir keinen Unterhalt, dann kannst du sehen, wo du bleibst.
Wenn du diesen Typen heiratest, enterbe ich dich.

Nostalgie, Freudlosigkeit, Trauer um Vergangenes

Nostalgie, die Sehnsucht nach dem, was war, ist ein fortschreitender Prozess des Annehmens – indem wir die Gefühle, die mit jenem vergangenen Moment verknüpft sind, immer dann bewusst durchleben, wenn sie wieder hochkommen. Erkunden Sie jede Erinnerung – sei sie glücklich oder schmerzlich – und lassen Sie gegebenenfalls auch Ihren Tränen freien Lauf.

Meine schönen Erinnerungen:

____

____

____

Meine schmerzlichen, negativen, konfliktbeladenen Erinnerungen:

____

____

____

Ich erlebe noch einmal bewusst glückliche Momente, aber auch Streitereien, Lügen, Verletzungen, und lasse schöne und schmerzliche Erinnerungen gleichermaßen zu. Ich betrachte sie, beweine sie und lasse sie dann gehen. Dabei erkenne ich, wie jeder Augenblick, sei er angenehm oder unangenehm, mich zu dem Menschen gemacht hat, der ich bin. Nach und nach wird mir klar, dass es in Wirklichkeit weder Negatives noch Positives gibt, sondern nur Ereignisse, denen ich keinen Stempel mit »gut« oder »böse« aufdrücken sollte. Das ist der Weg zu Gleichmut. (Gleichmut heißt, das, was ist, einfach annehmen, ohne zu urteilen, ohne Bewertung. Dieses Annehmen dessen, was ist, befreit und verleiht uns Macht über das, was kommt.)

Betrauern der Zukunft

Dabei handelt es sich um das Betrauern von Möglichkeiten, dessen, was hätte sein können. Das können Projekte sein, über die Sie offen gesprochen haben, oder solche, die uneingestanden und unausgesprochen waren.

Was ich in meiner Zukunft verliere:

Meine Ressourcen bei einer Niederlage

Wir tendieren dazu, unsere Erfolge als ganz normal zu betrachten und nur die Fehlschläge im Gedächtnis zu behalten. Das ist insofern sinnvoll, als ein Erfolg eine Sache abschließt. Wenn wir ihn feiern können, haben wir ein Ziel erreicht und unser Gehirn hat die dafür notwendigen neuronalen Netze aufgebaut – es hat gelernt. Ein Fehlschlag dagegen erfordert Korrekturen, weiteres Lernen, die Angelegenheit ist noch nicht beendet. Für das Gehirn besteht nach wie vor ein zu lösendes Problem. Darum bewahrt es die Erinnerung daran, bis es die Lösung findet. Und richtet sich dabei immer wieder neu aus ... Wir haben drei Möglichkeiten:

› **Ich beschließe, jetzt die Trauer über meinen Fehlschlag in allen Phasen zu durchlaufen, in dem Bewusstsein, dass ich es bin, der/die noch blockiert ist. Ich akzeptiere es, weiter zu lernen.**
› **Ich ziehe es vor, die Trauer bei anderen Gelegenheiten wieder zu erleben; mich immer wieder an derselben Ecke zu stoßen tut mir nicht weh.**
› **Ich kann mir nicht vorstellen, dass ich irgendeinen Einfluss auf die Situation habe; der/die andere ist schuld. Ich denke, es ist alles eine Sache der Willenskraft. Ich werde es auch allein schaffen.**

Warum nicht zur Abwechslung einmal ganz bewusst die Erinnerung an unsere Erfolge bewahren? Gedanken an unser Scheitern nähren unsere Ängste; an unsere Erfolge zu denken könnte sich also durchaus positiv auf unseren Wagemut auswirken!

Was mir in meinem Leben gelungen ist:

- Die Fahrprüfung
- Der Geburtstagskuchen meiner Tochter
- Das Organisieren unserer Familienreise zu Ostern
- Ich habe mir selbst beigebracht, einen Computer zu benutzen
- Ich habe nähen gelernt
- ____________________
- ____________________
- ____________________
- ____________________

Was habe ich gewagt, um das zu schaffen?

____

____

____

____

Meine Vorzüge und Stärken

Um über einen Bruch, einen Fehlschlag hinwegzukommen, ohne in unserer Identität erschüttert zu werden, stützen wir uns am besten auf unser Selbstwertgefühl.

Hier meine zehn größten Stärken:

Drei Punkte, in denen ich noch besser werden kann:

Echtes Selbstvertrauen bedeutet nicht, ausschließlich die positiven Eigenschaften zu sehen, die man schon hat, sondern sich selbst als jemand zu erfahren, der stets auf dem Weg ist, neue Qualitäten zu entwickeln.

Wiederholen Sie diese Aussage noch einmal ganz bewusst:

ICH WEISS, DASS ICH BESSER WERDEN KANN.

Und hören Sie, wie sie in Ihnen widerhallt.

Meine zukünftigen Ressourcen

Wir können unsere Ressourcen aus der Vergangenheit schöpfen, aber auch aus einer Quelle mit wahrhaft unendlichem Potenzial: der Zukunft! Wir arbeiten heute daran, der Mensch zu werden, der wir gerne sein wollen. Unsere Zukunft weiß um die Entwicklung, die vor uns liegt – und dass wir uns frei von Angst auf den Weg machen können.

Was ist mein Ideal? Was für ein Mensch wäre ich gerne in zehn Jahren?

Wie werde ich in zehn Jahren über die heutige Situation denken?

So visualisiere ich mein zukünftiges Ich, das mir seine bedingungslose Unterstützung gewährt.
Zeichnen Sie hier Ihre Zukunft, die Ihrem gegenwärtigen Ich zu Hilfe kommt:

Diese drei Personen (oder auch Berühmtheiten, Filmfiguren usw.) bewundere ich ganz besonders:

___

___

___

Und das ist es, was ich so an jedem von ihnen bewundere:

___

___

**DAS, WAS ICH AN IHNEN BEWUNDERE,
SIND MEINE WERTE!**

Selbst wenn ich bisher nicht so für diese Werte eintrete oder sie verkörpere, wie ich es gerne täte: Wenn ich sie bei anderen bewundere, dann deswegen, weil ich sie selbst auch habe!

Was sind meine Werte?

___

___

Ungeahnte innere Ressourcen, die mir zur Verfügung stehen

1. Der Atem

»In den Bauch atmen« macht mich empfindsam und verletzlich. Ich probiere es aus. Während ich an mein Problem denke oder in Gegenwart einer Person bin, die mir nicht wohlgesonnen ist, dehne ich den Bauch beim Einatmen aus und ziehe ihn beim Ausatmen ein.

Was geht dabei in mir vor?

Wenn Asiaten »in den Bauch hineinatmen« sagen, meinen sie den gesamten Taillenumfang. Wir Europäer, die wir uns tendenziell nur zweidimensional sehen, sollten daher besser denken: »Ich atme in den unteren Rücken hinein.«

Übung:
Ich atme tief ein – bis hinunter zu meinem Kreuzbein oder meinem Damm. Beim Einatmen bewegt sich mein Bauch kaum, doch meine Hand, die auf dem unteren Rücken aufliegt, wird angehoben. Ist diese tiefe Atmung regelmäßig geworden, denke ich an mein Problem oder setze mich der für mich problematischen Person gegenüber und beobachte, was in mir vorgeht.

2. Meine Empfindungen bewusst wahrnehmen

Das sind meine Empfindungen:

____

____

____

Dadurch, dass Sie Ihre Empfindungen in Worte fassen, aktivieren Sie die eher für das Rationale zuständige linke Gehirnhälfte und verringern den Einfluss der mehr intuitiv ausgerichteten rechten Hemisphäre. Und wenn die Aktivität Ihrer beiden Gehirnhälften ausgeglichener ist, haben Sie Ihre Gefühle besser im Griff und sind in der Lage, konstruktiv mit der Situation umzugehen.

3. Meditation

Übung: Ich setze mich in Meditationshaltung hin. Ich spüre, wie die Luft in meinen Körper ein- und wieder ausströmt, beim Einatmen ein bisschen kühl an den Nasenlöchern, beim Ausatmen warm. Wenn ein Gedanke aufkommt, lasse ich ihn vorüberziehen und richte meine Aufmerksamkeit wieder auf den Atem. Nach und nach lerne ich so, meine Aufmerksamkeit zu lenken, einen Raum der Ruhe in mir zu finden, mich nicht von störenden Gedanken und Wahrnehmungen überfluten zu lassen und festzustellen, dass Gefühle, ebenso wie Gedanken, ganz von selbst wieder vergehen ...

»Engel«, die mich begleiten

In Zeiten des Umbruchs kommen Fügungen, Zufälle, die keine sind, oder synchrone Ereignisse sehr häufig vor. Manifestieren sie sich dann stärker oder achten wir mehr auf sie? C. G. Jung beschrieb Synchronizität als »zeitlich korrelierende Ereignisse, die nicht über eine Kausalbeziehung (also nicht ursächlich) verknüpft sind«, jedoch von der Person, die sie erleben, »als miteinander verbunden, aufeinander bezogen wahrgenommen und gedeutet werden«. Ein solches Erlebnis vermittelt das Gefühl, dass plötzlich alles einen Sinn ergibt, man fühlt sich weniger allein. Als würde das Universum uns auf unserem Weg aufmerksam begleiten.

Wenn Sie Hilfe brauchen, können Sie Engel anrufen. Ob Sie daran glauben oder nicht, spielt kaum eine Rolle. Bitten Sie sie einfach, sich zu zeigen, Ihnen ein Zeichen zu geben, und dann blicken Sie sich um ... Jede Synchronizität ist eine Botschaft, die Ihnen die Engel schicken.

Vergebung oder Versöhnung

Es kommt eine Zeit, da tut es nicht mehr weh, an den anderen oder die vergangene Situation zu denken, weil der Bruch endgültig vollzogen, die daraus resultierende Wunde behandelt und geheilt ist. Ist dann eine Versöhnung nötig? Solange sie nicht möglich ist, ist das ein Hinweis darauf, dass der Kreis noch nicht geschlossen, die Wunde nach wie vor offen ist. Auch hier ist es unsere Entscheidung, wie wir damit umgehen. Doch wenn ich damit argumentiere, dass ich mich erniedrigen, mich kleinmachen würde, wenn ich mich versöhnen wollte, dann zeigt das deutlich, dass etwas in mir immer noch nicht im Frieden ist.

Vergebung ist ein Mittel bzw. ein Versuch, den Kreis zu schließen und nicht mehr an das Vorgefallene denken zu müssen - ohne das Risiko der Verletzlichkeit, der Authentizität und der Vertrautheit einzugehen. Es ist ein Pflaster über der Wunde, die darunter oftmals noch offen ist. Vergebung geht von einer Seite aus und ist – sagen wir es offen – häufig herablassend. Eben dadurch läuft sie Gefahr, das Machtspiel weiter fortzusetzen.

Zuerst die Versöhnung mit mir selbst, dann die mit meinem »Feind«: Das stellt den Zähler wieder auf null.

Sich versöhnen bedeutet, sich bewusst zu werden, dass jeder ein Werkzeug gewesen ist, es macht uns menschlich und schlägt eine Brücke zwischen zwei Personen.

Bin ich immer noch verbittert?

___

___

___

Ein Gefühl der Bitterkeit unterstreicht, dass etwas nicht gesagt oder getan wurde. Schreiben Sie einen Brief, um es loszuwerden (den Sie nur dann abschicken, wenn er frei von jeglichem Urteil ist).

Bin ich in der Lage, dem Chef, der mir gekündigt hat, meiner/meinem Ex, die/der mich verlassen hat, Glück zu wünschen?

- Ja
- Nein

Dankbarkeit

Wenn wir dankbar sein können für das, was war, ist das ein sicheres Zeichen dafür, dass ein Bruch, zum Beispiel in einer Beziehung, von Grund auf geheilt ist.

Ich bin bereit, den alles abschließenden Brief zu schreiben und ihn an die betreffende Person zu schicken:

____

____

Ich danke dir, dass ich durch dich diese Erfahrung gemacht habe, denn dank dieser Erfahrung ...

____

____

Inzwischen kann ich ermessen, wie sehr du vielleicht unter meinem Verhalten gelitten hast (möglichst genau beschreiben).

____

____

Ja, es sind tatsächlich dieselben Worte, egal ob wir das scheinbare »Opfer« oder der »Aggressor« sind, denn der Brief geht über die Rollenverteilung im Machtspiel hinaus und stellt die Verbindung von Herz zu Herz wieder her.

Das Abschiedsritual

Ein Ritual ermöglicht es, eine Sache abzuschließen und zu etwas Neuem überzugehen. Dabei bleibt es jedem selbst überlassen, das Ritual zu finden, das zu ihm passt. Ich kann ...

- **meinen Dankesbrief abschicken.**
- **den Brief verbrennen oder ihn in einen Fluss werfen.**
- **eine Kerze anzünden und sie ganz herunterbrennen lassen.**

- bei einem Spaziergang Steine sammeln. Jeder Stein stellt eine verletzende Erfahrung dar, die ich mit der Person gemacht habe, von der ich mich getrennt habe. Ich trage die Steine anschließend so lange in meinen Hosen- oder Jackentaschen bei mir, bis ich beschließe, dass sie wirklich zu schwer sind, und mich ein für alle Mal von ihnen befreie. Ich werfe die Steine in einen Fluss oder verstreue sie auf einem Weg.
- Musik hören, währenddessen die Erinnerungen wieder aufleben lassen und anschließend die CD zerstören oder den Titel im Player/auf der Festplatte löschen.
- in der Familie oder im Team zusammenkommen, um noch einmal gute wie auch schwierigere Momente in Erinnerung zu rufen.
- ...

Welches Ritual könnte ich hier durchführen, um diese Beziehung abzuschließen?

____

____

____

____

Eine neue Beziehung? Wie lassen sich Wiederholungen vermeiden?

Jeder reagiert anders auf eine zerbrochene Beziehung. Manche ...

› **wollen Leid vermeiden, indem sie sehr schnell eine neue Beziehung eingehen.**
› **wagen nicht mehr, sich erneut zu binden.**
› **nehmen sich zwar Zeit, verfallen aber dennoch in die Wiederholung der alten Muster.**
› **haben gelernt und lassen sich bewusster auf eine neue Beziehung ein.**

Eine nicht vollendete – oder gar nicht erst begonnene – Trauer verhindert, dass wir neue Beziehungen knüpfen können, oder hat zur Folge, dass wir wieder in die alten Muster verfallen. Haben wir die Trauer dagegen abgeschlossen, sind wir wieder offen für neue Beziehungen. Ein Abschnitt in der Geschichte unseres Lebens ist beendet und wir können ein nächstes Kapitel mit einem anderen Menschen aufschlagen. Manchmal fürchten wir uns vor weiteren Fehlschlägen. Wir können sie jedoch als neue Versuche sehen, die in verschiedene Richtungen gehen. Lernen wir, uns nicht an jeden Ast zu klammern, an dem wir vorbeikommen! Wenn ein solcher Ast uns gerettet hat, hat er seine Mission erfüllt und wir können ihn loslassen, sobald ein anderer sich präsentiert.

Zum Schluss

Schnurgerade, gut asphaltierte Straßen sind nicht immer die interessantesten und auch nicht die, die uns am meisten bereichern. Bleiben nicht auch Ihnen kleine Sträßchen voller Löcher und Steine, die sich durch grandiose Landschaften hindurchwinden, besser im Gedächtnis als Autobahnstrecken? Denn so nehmen Sie die Landschaft überhaupt erst richtig wahr: weil Sie langsamer fahren und aufmerksamer sind. Ein Hoch auf die Hindernisse, die uns aus unserer Komfortzone herausholen, und auf unsere Fähigkeit der Resilienz, die uns hilft, Fehlschläge in Chancen zu verwandeln und uns damit ein Leben voller Sinnhaftigkeit erschließen.

TEIL 2

Krisen bewältigen

Krisen sind schmerzhaft, doch oft bieten sie auch die Chance für eine grundlegende Kurskorrektur. Abstand gewinnen, Verständnis für sich selbst entwickeln, sich auf die eigenen Ressourcen besinnen: Das sind die kleinen Mosaiksteine, die in Krisenzeiten wieder neue Energien in uns freisetzen. Denn Aufgeben gilt nicht!

Krisen bewältigen

Die Krise, die Krise ... Das Wort ist in aller Munde. Aber was ist damit eigentlich gemeint? **Krise** kommt vom griechischen **krísis**, was »Beurteilung, Entscheidung« bedeutet. Eine Krise zeigt sich als der entscheidende Augenblick einer Situation. Als Symptom einer kritischen Phase lädt sie uns ein, unseren kritischen Verstand zu schärfen. Sie sollte für uns eine Gelegenheit sein, unsere Werteskala zu hinterfragen, um anschließend eine Entscheidung zu treffen – und zwar die, unser Verhalten von Grund auf zu ändern.

Fangen wir bei der Wirtschaftskrise an: Sie ist das sichtbare Zeichen dafür, dass die neoliberalen Werte versagen, die auf dem Dogma »Wachstum um jeden Preis« basieren – eine regelrechte Religion, ein Tanz um das Goldene Kalb, um dieses biblische Symbol für materiellen Reichtum. Wie es bei Pascal Bruckner heißt:

»Die Firmen begnügen sich nicht damit,
Produktionsstätten zu sein, sondern stellen sich
als Kirche von morgen dar, die Werte vorschreibt.
Die Geschäftswelt ist unser moderner Klerus.«[1]

Pascal Bruckner

Die Krise ist eine Aufforderung an uns, aus dem derzeitigen System »auszusteigen«, das gläubige Anhänger dazu verleitet, sich vor dem Gott »Profit« niederzuwerfen und den Kampf der egoistischen Interessen zu preisen.

Betrachten Sie doch einmal die folgende Tabelle und meditieren Sie darüber, während Sie die rechte Spalte, das »neue Modell«, vervollständigen. Bei **Sein** könnten Sie zum Beispiel eintragen, **seinen inneren Garten pflegen** oder **reine Luft in der freien Natur atmen ...**

Tempel des Goldenen Kalbs → KRISE →	Neue Werte
1. Haben: sich bereichern, Kapital anhäufen	1. Sein: ...
2. Konkurrenz, Wettbewerb	2. Gegenseitige Unterstützung: ...
3. Konsum	3. Bewunderung, einfach sein lassen: ...
4. Ausbeutung der Umwelt	4. Respekt vor der Natur: ...
5. Wachstum: immer mehr	5. Zufrieden sein mit dem, was man ist
6. Zeitdruck: immer schneller	6. Loslassen, Entspannung: ...
7. Sonstiges: ...	7. Sonstiges: ...

Tragen Sie nun einen der sieben Werte des neuen Modells in die Mitte des Assoziationsdiagramms auf der nächsten Seite ein und geben Sie neben jedem Pfeil ein **konkretes Beispiel** für die praktische Umsetzung dieses Wertes an: Was sind Sie bereit zu tun, was wollen Sie erleben? (Sie können Pfeile hinzufügen.) Beispiele:

- **Zu Loslassen => Einen Ausflug in die Berge machen.**
- **Für Gegenseitige Hilfe => Einem Freund beim Schreiben seiner Bewerbung helfen.**
- **Für Bewunderung => Eine schöne Blumenwiese betrachten ...**

Nun sind Sie dran!

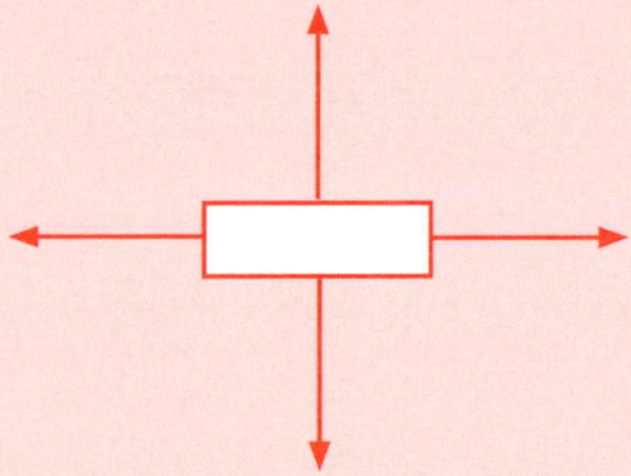

Visualisieren Sie die vier Beispiele nacheinander klar und deutlich vor Ihrem geistigen Auge. Sie können die Übung für alle sieben neuen Werte durchführen.

Die aktuelle Krise, von der die Allgemeinheit betroffen ist, haben wir bereits angesprochen. Kommen wir nun zur individuellen Ebene: Wahrscheinlich haben auch Sie schon persönliche Krisen (Beziehungskrisen, Arbeitslosigkeit, Krankheit ...) durchgemacht. **Wir möchten Ihnen eine Methode ans Herz legen, mit der Sie Ihre Krise wirksam bewältigen können.** Halten Sie sich dabei an sieben Regeln und vier aufeinanderfolgende Strategien:

- **die Strategie des Adlers, um aus der Vogelperspektive Distanz zu gewinnen;**
- **die des Schmetterlings, um sich von Ihren Ketten zu befreien;**
- **die der Eule, um die Dinge klarer zu sehen;**
- **und die des Zauberers, um sich selbst zu transformieren.**

Zuallererst sollten Sie jedoch davon überzeugt sein, dass Sie das Problem meistern und etwas ändern können.

Regel Nr. 1: Freiheit

Ich bin nicht darauf programmiert, dieses oder jenes zu sein; ich trage einen Kern der Freiheit in mir, der es mir erlaubt, mein Leben selbst zu gestalten.

»Der Mensch ist nichts anderes als das, wozu er sich macht.«

JEAN-PAUL SARTRE

Prägen Sie sich diesen Satz gut ein:

DER MENSCH IST NICHTS ANDERES ALS DAS, WOZU ER SICH MACHT.

Betrachten Sie das Bild auf der nächsten Seite: Sie können darin entweder eine weiße Vase oder zwei dunkle, einander zugewandte Gesichter sehen. Es hängt von Ihrem **freien Willen** ab, was Sie darin erkennen wollen. Üben Sie, von einem Bild zum anderen zu wechseln, erst langsam, dann schneller.

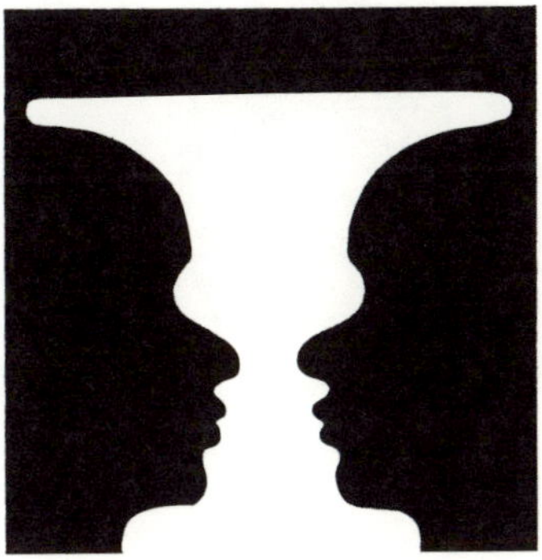

(Kippbild von Edgar Rubin)

Wie sich Ihnen eine Sache darstellt, können Sie also nach Belieben ändern: Die helle Vase kann zum Beispiel den Heiligen Gral symbolisieren und die beiden Köpfe könnten für trübe Gedanken stehen. Suchen Sie sich etwas aus!

Überlegen Sie nun, was Ihr Problem ist, der dunkle Punkt, der Ihnen Sorgen bereitet, und beschreiben Sie ihn kurz im Feld unten. Zum Beispiel: ständige Rückenschmerzen oder schwierige Trennung von meinem Lebensgefährten/meiner Lebensgefährtin, Arbeitslosigkeit ...

Mein Problem:

___

___

___

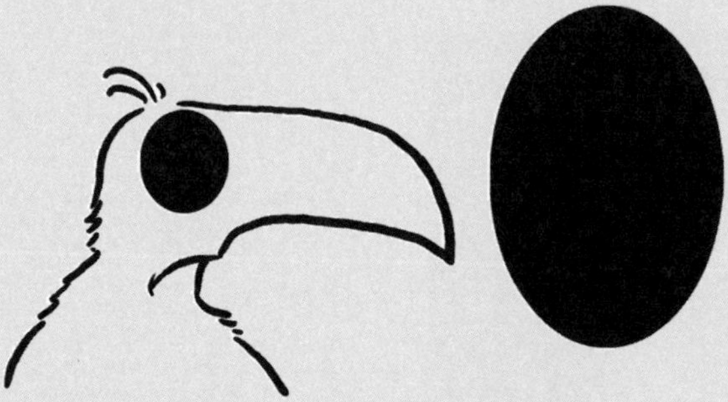

Wie reagieren Sie, wenn Sie vor diesem Problem stehen?
Kreuzen Sie die zutreffenden Antworten an:

- 1. Ich bereue das Verhalten, das mich in diese Sackgasse gebracht hat.
- 2. Ich »zappe« zu einem anderen Thema: Ich konzentriere mich auf etwas anderes, um nicht mehr daran denken zu müssen.
- 3. Ich male mir das Schlimmste aus, wodurch das Problem tendenziell größer wird.
- 4. Ich sage mir, dass es vorübergeht, und das tröstet mich.
- 5. Ich versuche, Abstand zu gewinnen und eine Beobachterperspektive einzunehmen, um mich nicht überwältigen zu lassen.
- 6. Ich gebe dem/der anderen, der Konjunktur, dem System ... die Schuld.
- 7. Ich versuche, genauer abzustecken, was an dem Problem mir selbst zuzuschreiben ist, um mich aus der Situation zu befreien.

8. Ich denke, dass ich da nie wieder herauskomme, dass all das ewig so weitergehen wird.
9. Ich versuche zu verstehen, welcher Sinn sich hinter der Situation verbirgt.
10. Ich betrachte die Krise als Signal, dass ich meine Gewohnheiten ändern sollte.
11. Ich behalte alles für mich, lasse mir äußerlich nichts anmerken.
12. Ich bemühe mich, die positive Seite des Problems zu sehen.
13. Ich spreche mit meiner Umgebung über das Problem, um mir alles von der Seele zu reden.
14. Ich tue etwas anderes, nämlich: ...

____

____

Ordnen Sie die Nummern Ihrer Antworten in die beiden folgenden Spalten ein:

Fruchtlose oder sogar negative Reaktionen	Sinnvolle, positive Reaktionen

Die Antworten 1, 3, 6, 8 und 11 bringen Sie nicht weiter. Sinnlos, etwas zu bereuen, sich Schuldgefühle einzureden, sich zu beschuldigen oder etwas zu vertuschen, zu überspielen: So werden Sie sich nicht aus der Situation befreien!
Wenn Sie Aussage 2 und 5 angekreuzt haben, verfolgen Sie die Adlerstrategie: Sie gewinnen dabei einen größeren Abstand, um Ihren Blickwinkel zu verändern.
Aussage 4 und 13 entsprechen der Schmetterlingsstrategie: Sie befreien sich von Ihrem Problem.
Satz 7 und 9 zeigen Ihre Absicht, das Problem einzugrenzen, den dunklen Punkt zu erhellen, wie die Eule, die nachts sieht.
Und wenn Sie Antwort 10 oder 11 gewählt haben, dann sind Sie ein Zauberer oder eine Zauberin und wollen die Situation von Grund auf ändern.

Sie werden gleich sehen, wie man die vier Strategien am besten umsetzt. Bevor Sie jedoch mit dem Adler fliegen, tanken Sie noch einmal volle Energie, indem Sie Kontakt zur Erde herstellen! Um sich vorzubereiten, lesen Sie noch einmal das folgende Gedicht von Arthur Rimbaud, in dem er die Tugenden unserer Mutter Gaia, der griechischen Göttin der Erde, preist, und markieren Sie es mit verschiedenen Farben, je nach Thema des jeweiligen Verses.

Sonne und Fleisch[2]

Die Sonne, Herd von Zärtlichkeit und Leben,
Lässt Liebesglut hin zur entzückten Erde streben,
Und man verspürt, wenn man im Tale liegend ruht,

Dass mannbar ist die Erde und durchschäumt von Blut;
Und dass ihr Riesenschoß, beseelt von heißem Triebe,
Aus Fleisch ist wie die Frau und wie Gott aus Liebe,
Und dass er in sich birgt, von Saft und Strahlen groß,
Das riesige Gewimmel aller Embryos!

Lernen Sie mit der folgenden Übung, das Gedicht zu erleben:

1. Sinneserfahrung und innere Einkehr

Setzen Sie sich in die Natur oder an einen anderen ruhigen Ort. Bewundern Sie die Farben und Formen, die Sie umgeben: das Grün der Blätter, das Blau des Himmels oder der Vergissmeinnicht, das Leuchten der Sonne ... Lauschen Sie anschließend den Geräuschen, die sich um Sie herum bemerkbar machen: dem Vogelzwitschern, dem Rascheln des Windes in den Bäumen ...

2. Sich der Erde hingeben

Legen Sie sich flach hin und spüren Sie den Kontakt Ihrer Körperrückseite mit dem Erdboden: Fersen, Waden, Gesäß, Rücken, Ellenbogen, Schultern, Hinterkopf, den ganzen auf dem Boden ruhenden Körper. Auch die Atmung können Sie unterstützend hinzunehmen, um den Kontakt besser zu spüren: Bei jedem Ausatmen nehmen Sie den Teil Ihres Körpers, auf den Sie sich jeweils konzentrieren, so wahr, als würde er in den Boden einsinken. Überlassen Sie sich ganz der Erde, der großen Sphäre, die für Sie sorgt und ein gewaltiger Hort der Energie ist. Denken Sie an Antaios, den Helden der griechischen Mythologie: Jedes Mal, wenn er die Erde berührte, schöpfte er Kraft!

Strategie Nr. 1: Der Adler
Sich neu ausrichten, um eine umfassendere Perspektive zu gewinnen

Für den Adler ist eine Krise eine Krankheit des Bewusstseins, das sich krampfhaft auf einen dunklen Punkt im Tal versteift und dabei vergisst, dass sein Ursprung im Hochgebirge liegt.

Meditieren Sie über folgenden Versen von Charles Baudelaire:

»Weit hinter dir lass Kummer, Schuld und Streit,
Die dumpf und lastend dich zur Erde zwingen,
Beglückt, wer sich erhebt auf leichten Schwingen
Zu leuchtender Gefilde Heiterkeit!«[3]

Nur zu oft bleibt man in seinem Problem stecken und sieht den Wald vor lauter Bäumen nicht, so eingeschränkt und eng ist der Blickwinkel! Deswegen ist es sehr wichtig, sich von dem Problem zu lösen – »abzuheben« – und eine umfassendere Perspektive einzunehmen.

DISTANZ DES DENKENS

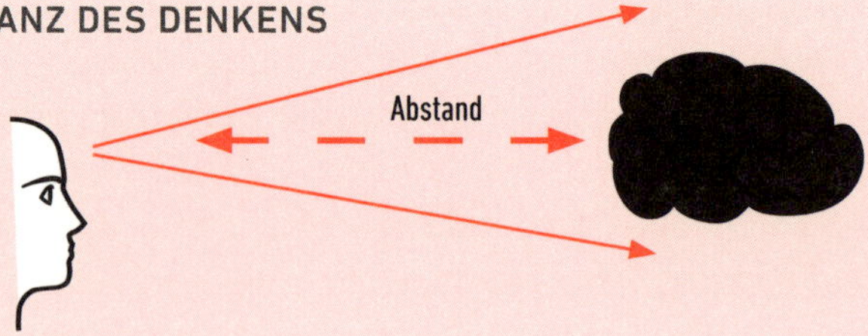

Regel Nr. 2:
Die Magie des Bewusstseins

Tagein, tagaus nehme ich über meine Sinne verschiedene Dinge wahr, sei es von außerhalb oder in mir. Wo mein Bewusstsein hingeht, dorthin folgt auch meine Energie: Ich identifiziere mich tendenziell mit dem, was ich wahrnehme – wie ein Chamäleon, das sich je nach seiner Umgebung verfärbt.

»Jede Seele ist und wird das, was sie erblickt.«

PLOTIN

Man muss aber auch lernen, in die richtige Richtung zu schauen oder sogar komplett den Blickwinkel zu wechseln. Dafür ist es zunächst sinnvoll, Abstand zu gewinnen und sich neu auszurichten, indem man zur Quelle seines Bewusstseins vordringt.

Übung: Das magische Quadrat oder Pilgerreise zu den Quellen

Malen Sie das Motiv unten farbig aus. Es ist die Grundlage jedes Mandalas wie auch jedes heiligen Gebäudes: Der Kreis symbolisiert das ewige Ideal (den Himmel), das sich in der konkreten Wirklichkeit, der materiellen Welt manifestiert, die wiederum vom Quadrat repräsentiert wird.

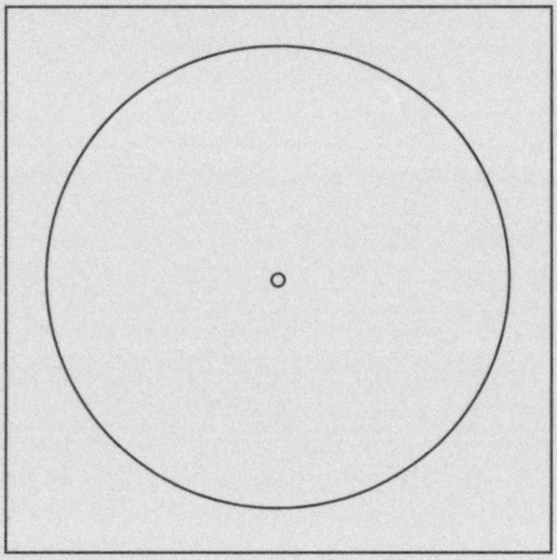

1. Körper

Setzen Sie sich aufrecht hin, schließen Sie die Augen und nehmen Sie Ihren ganzen Körper bewusst wahr, indem Sie ihn innerlich ganz einnehmen.

2. Atem

Beobachten Sie anschließend eine Weile Ihren Atem.

3. Fixieren des Blicks

Öffnen Sie die Augen und fokussieren Sie den kleinen Stern in der Mitte des ausgemalten Kreises etwa 30 Sekunden lang; das Gesicht bleibt dabei ganz entspannt.

4. Motiv in Komplementärfarben auf dem Papier

Richten Sie Ihren Blick auf den Punkt rechts von der Abbildung: Vielleicht sehen Sie dasselbe Motiv nun als Nachbild mit der jeweiligen Gegenfarbe, zum Beispiel blau, dort, wo die Zeichnung gelb ausgemalt ist, grün dort, wo sie rot ist, oder weiß, wo sie schwarz ist.

Beobachten Sie dann erneut etwa 30 Sekunden lang das Zentrum des farbigen Motivs.

5. Motiv im Stirninnenraum

Schließen Sie nun die Augen, die Lider bleiben entspannt, und betrachten Sie den Stirninnenraum vor sich. Vielleicht sehen Sie nun erneut, wie sich das Nachbild in den Gegenfarben abzeichnet. Um diesen Effekt zu verstärken, können Sie die inneren Handflächen vor die Augen legen. Ist das Motiv komplett verschwunden, nehmen Sie die Hände wieder weg. Beobachten Sie noch eine kleine Weile den Stirnraum vor Ihnen und das schwache Leuchten, das durch Ihre Lider dringt.

6. Motiv auf dem inneren »geistigen Schirm«

Schaffen Sie die Zeichnung noch einmal in Gedanken; visualisieren Sie sie innerlich, so als würden Sie sich einen Baum, ein Haus oder ein Gesicht vorstellen.

7. Rückkehr in die Außenwelt

Werden Sie sich wieder Ihres Atems, Ihres ganzen Körpers bewusst. Öffnen Sie dann wieder die Augen.

Jede Methode der Neuausrichtung beinhaltet die vier Phasen, die Sie gerade durchlebt haben:

› **bewusstes Wahrnehmen des Körpers, dann des Atems, um »störende Gedanken« zu eliminieren (Punkt 1 und 2);**
› **Den Blick (auf ein Objekt) ausrichten (Punkt 3 und 4);**
› **Den Blick innerlich ausrichten (Punkt 5 und 6);**
› **Rückkehr in die Außenwelt (Punkt 7).**

Machen Sie die folgende wirkungsvolle Übung, die vom ägyptischen Meister Hamid Bey inspiriert ist: Durchqueren Sie den Regenbogen und suchen Sie dann Ihren Glücksstern ganz oben am Himmel:

Übung: Finden Sie Ihren Stern, um durchs Leben zu gehen.

1. Malen Sie die Spirale auf der nächsten Seite bunt aus. In ihr sind sieben Ringe enthalten.
   Folgen Sie den sieben Farben des Regenbogens von oben nach unten und entgegen dem Uhrzeigersinn, während Sie sich zum Zentrum vorarbeiten: Rot für den ersten Ring, Orange für den zweiten, Gelb für den dritten, Grün für den vierten, Blau für den fünften, Indigo (Dunkelblau) für den sechsten und Violett für den siebten. Die Farbe wechseln Sie immer dann, wenn Sie bei »12 Uhr« angelangt sind – die kleinen

Punkte kennzeichnen das Eingangstor zur nächsten Farbe. Als Synthese aller Farben bleibt der Stern weiß.

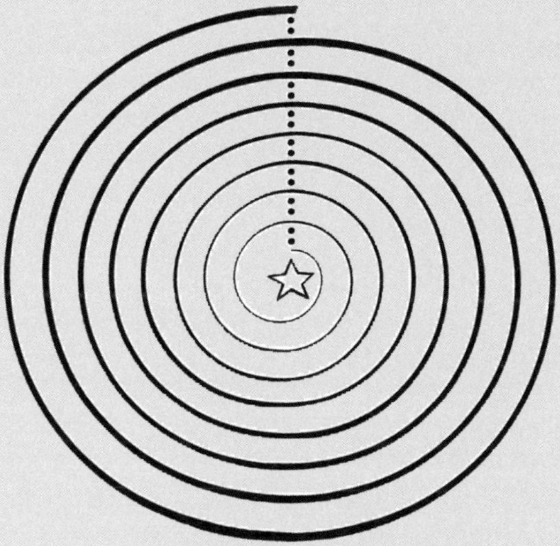

2. Durchlaufen Sie den Weg noch einmal mit den Augen; behelfen Sie sich notfalls mit der Spitze eines Stiftes: Beginnen Sie wieder außen oben. Wenn Sie an Ihrem Stern angelangt sind, umkreisen Sie ihn und nehmen Sie ihn dann symbolisch mit, indem Sie die Spirale wieder von innen nach außen durchlaufen, dieses Mal im Uhrzeigersinn.
3. Schließen Sie einen Augenblick die Augen und entspannen Sie sich im Stirnraum. Vielleicht sehen Sie Spuren der Spirale hinter Ihrer Stirn. Nehmen Sie anschließend Ihren Körper bewusst wahr, bevor Sie weitergehen.

4. Folgen Sie zum Schluss Ihrem Stern, indem Sie frei einen Weg auf das Blatt zeichnen und Ihr Leben tanzen. Gute Reise!

Ein Bild wird Ihnen helfen, besser zu verstehen, inwiefern eine Vogelperspektive nötig ist, um Ihren Blick auf die Welt zu verändern: das Bild eines Berges, der über zwei Tälern aufragt. Es gibt den Nordhang, der dunkel ist, und den südlichen, hellen Hang. Malen Sie einen Bus und schreiben Sie links in das dunkle Tal Ihre Sorgen, z. B. »Sorgen am Arbeitsplatz ...« und das, was Ihnen Freude bereitet, (z. B. »Freunde, geliebt zu werden ...«) rechts in das sonnige Tal.

Zögern Sie nicht, bei jeder sich bietenden Gelegenheit den Gipfel Ihres inneren Berges zu erklimmen: Dadurch eignen Sie sich eine unerschütterliche heitere Gelassenheit an und können auch die Wirklichkeit in einem besseren Licht sehen.

Regel Nr. 3:
Meine vielen verschiedenen Identitäten

Ich bin eine Komposition, bestehend aus verschiedenen Identitäten oder Zugehörigkeiten, die von meinem eigenen Wesen auf einzigartige Weise angeordnet wurden. Ich bin ein Regisseur, der vielfältige Rollen spielen kann.

»Ich, das ist ein anderer (...)
Zu jedem Wesen, schien mir,
gehörten mehrere andere Leben.«

Arthur Rimbaud

»Meine Identität erweist sich
als umso unverwechselbarer,
je mehr Zugehörigkeiten ich in Betracht ziehe.«

»Jeder bräuchte sich nur ein paar Fragen zu stellen,
um (...) festzustellen, wie vielschichtig, einzigartig
und unersetzlich er ist.«

Amin Maalouf [4]

Das Drama des Menschen besteht darin, dass sein Bewusstsein sich zusammenzieht – zu einem »Chagrinleder« wie im Roman Balzacs: Mit jedem Wunsch, den das Leder seinem Besitzer erfüllt, schrumpft es ein wenig zusammen, bis es schließlich ganz verschwindet. Darin liegt die Ursache des menschlichen Leidens: Ich identifiziere mich mit einem Körper, der leidet, mit einem Beruf, den ich verlieren könnte, ja sogar mit einem Auto, das kaputtgeht. Aber ich bin so viel MEHR als das!

Um Ihr Bewusstsein zu erweitern und sich aus einer zu engen Struktur zu befreien, machen Sie die folgende Übung: Verbinden Sie die vier Punkte des Vierecks mit nur drei Strichen, ohne den Stift abzusetzen. Beginnen Sie dabei an Punkt A und kehren Sie wieder zu Punkt A zurück:

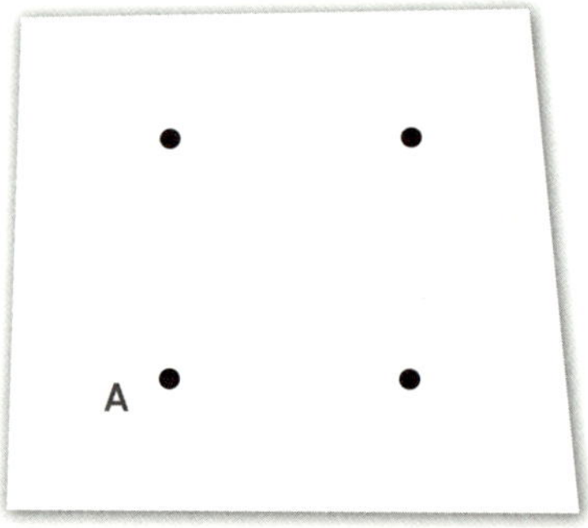

Sie stellen fest, dass Sie keinen Erfolg haben, wenn Sie »Viereck« denken. Sie müssen aus dem Rahmen heraustreten! Tun Sie dasselbe mit sich selbst.

Wie wir bereits gesehen haben, sind Sie eine Komposition aus vielfältigen Identitäten. Diese Identitäten wurden von Ihrem Geist auf einzigartige Weise angeordnet. Problematisch wird es, wenn man sich nur auf eine einzige Identität beschränkt und die anderen vergisst. Gerät diese vermeintlich einzige Identität in Schwierigkeiten, bricht alles zusammen, weil mein »Ich« glaubt, nur aus dieser Identität zu bestehen. Beispielsweise haben wir gesehen, dass Banker nach schweren Verlusten an der Börse Selbstmord begingen. Warum? Weil sie sich mit ihrer Funktion identifizierten und es nicht ertrugen, dass diese beschädigt wurde. Bei einem Blick in den Spiegel sahen sie lediglich das Bild des gescheiterten Finanzmenschen, ließen dabei jedoch außer Acht, dass sie eine Familie hatten, die sie liebte, oder dass sie aus der Sicht von »Normalsterblichen« sogar nach dem Verlust immer noch über einen beneidenswerten Besitz verfügten.

Machen Sie nun eine Bestandsaufnahme Ihrer Identitäten, um sich aus der Krise zu befreien: Betrachten Sie das Ganze mit dem Blick eines Adlers – aus der Vogelperspektive!

Sie können zwei große Identitätskategorien unterscheiden: Die Zustände Ihres »Seins« – dessen, was Sie sind – und Ihre Zugehörigkeiten.

Die vier Ebenen Ihres »Seins«:

- **Körper (zum Beispiel: Ich esse gerne und viel.)**
- **Gefühle (zum Beispiel: Ich bin verliebt.)**
- **Intellekt (zum Beispiel: Ich lese gerne.)**
- **Spiritualität (zum Beispiel: Ich fühle mich zum Buddhismus hingezogen.)**

Die Zugehörigkeiten:

- **Ihr Beruf**
- **Ihre Familie**
- **Ihr Sportverein ...**
- **kurz, alle Rollen, die Sie auf der Bühne der Welt spielen.**

Und jetzt Sie!

Tragen Sie in das »Haus des Seins« auf der nächsten Seite Ihre verschiedenen Identitäten ein, beginnend beim Körper im Erdgeschoss; dann folgen die Gefühle (1. Etage), der Verstand (2. Etage) und der (religiös-spirituell ausgerichtete) Geist (3. Etage).

Sie können natürlich auch Zimmer hinzufügen.
Unterstreichen Sie die Identitäten, die von der Krise betroffen sind und leiden, und kreisen Sie sie schwarz ein.

Verfahren Sie nun genauso, allerdings **in Farbe,** mit den Bereichen, denen es gut geht, und malen Sie diese »positiven Räume« gelb oder rosa aus. Sie werden wahrscheinlich feststellen, dass viele Zimmer in Ihrem Haus des Seins nicht neu gestrichen werden müssen!

Machen Sie derweil einen Hausbesitzer-Rundgang und besichtigen Sie die bunten Zimmer: Stellen Sie sich die Szenen und die Rollen, die Sie spielen, ganz deutlich vor. Sie können auch eine Hierarchie Ihrer Identitäten herstellen, indem Sie sie nach dem Grad ihrer Wichtigkeit ordnen.

Und die Moral dieser »Wer bin ich?«-Übung: Bewohnen Sie nicht nur ein einziges Zimmer in Ihrem Zuhause! Setzen Sie nicht alles – das heißt, all Ihre Energie – nur auf eine einzige Karte.

Hausherr; Regisseur

Wer bin ich? Ich bin eine Bewusstseinsquelle, die eine einzigartige Komposition aus vielfältigen Identitäten webt.

Geist	(Ich meditiere regelmäßig.)			(Ich bin evangelisch.)			Geist
Denken		(Ich mag Mathematik.)		(Ich bin in einem Schachclub.)			Denken
Gefühle	(Ich bin in X verliebt.)			(Ich bin Mitglied dieser Familie.)			Gefühle
Körper	(Ich fühle mich wohl in meiner Haut.)			(Ich spiele in diesem Fußballverein.)			Körper

Facetten des Seins:
Was ich bin – ganz persönlich

Zugehörigkeiten

Strategie Nr. 2: Der Schmetterling Überflüssiges loswerden, um sich zu befreien

Für den Schmetterling ist die Krise etwas Vorübergehendes. Sie ist die Manifestation einer Blockade des Ich, das sich in eine Situation einschließt. Das Leid ergibt sich aus dem Widerstand gegen eine Veränderung.

Der Schmetterling schlüpft aus dem Kokon und wirft die alte Hülle ab. Und was ist Ihre Hülle? Was ist der »alte Mensch« in Ihnen, der Sie daran hindert, sich zu entfalten?

Regel Nr. 4: Die Zeit verrinnt. Alles geht vorbei, nichts bleibt.

»Alles fließt. Man kann nicht zweimal in denselben Fluss steigen.«

Heraklit

»Unterm Pont Mirabeau fließt die Seine.
Was Liebe hieß, muss ich es in ihr wiedersehn?
Muss immer der Schmerz vor der Freude stehn?«

Guillaume Apollinaire[5]

Prägen Sie sich den Aphorismus des Philosophen Heraklit gut ein.

Schon allein das Betrachten dieser Wahrheit – alles geht vorüber! – dürfte eine gewisse Last von Ihnen nehmen. Ihr Leid wird nicht ewig andauern; der große Fluss der Zeit wird es davontragen. Derzeit sind Sie zwar gerade in einem Tunnel, aber Sie werden auch wieder an sein Ende gelangen. Und dann wird das Tageslicht umso schöner strahlen. Um sich davon zu überzeugen, brauchen Sie nur den Kopf aus dem Wasser zu halten und dann ... auf die Mirabeau-Brücke zu steigen. Von diesem Aussichtspunkt aus können Sie einen größeren Teil des Flusses sehen und feststellen, dass das Wasser, das flussaufwärts fließt – das also in Zukunft auf Sie zukommen wird –, sich von dem Wasser unterscheidet, das gerade unter Ihren Füßen dahinfließt: Es führt weniger Schutt mit sich. Denn das Wasser erneuert sich ständig.

Stellen Sie sich vor, Sie stehen auf einer Brücke. Auf dem Fluss sitzt ein Mann im Boot, der jenes Stück Ihrer Identität symbolisiert, das leidet. Notieren Sie Ihr Leid mit einer treffenden Formulierung und stellen Sie sich dann vor, wie das Boot sich entfernt, auf dem Wasser wegtreibt, während Sie selbst auf der Brücke stehen bleiben – wie Guillaume Apollinaire sagt: »Nacht komm herbei, Stunde schlag! Ich bleibe, fort geht Tag um Tag.« Aber wer ist denn überhaupt dieses »Ich«?

Das Bewusstsein ist mit einem Spiegel vergleichbar. Wenn Sie sich von Ihren Schwierigkeiten überwältigen lassen, ist er fleckig, sogar verzerrt, und Sie sehen die Welt nicht mehr klar. Sie denken nicht mehr richtig, ganz wie Ihr Spiegel. Er sollte deshalb vom Schmutz befreit werden.

Zeichnen Sie einen Spiegel: Schreiben Sie mit Bleistift die Auswirkungen Ihres Problems auf die Oberfläche und kreisen Sie sie in einem Strich ein.

Beispiel für einen Fleck auf dem Spiegel:
Angst vor Schlaflosigkeit

Radieren Sie nun die Flecken und ihren Inhalt energisch wieder weg.
Zeichnen Sie zum Schluss in bunten Farben eine wunderbar strahlende Sonne oder eine schöne Landschaft mitten auf den Spiegel.

Sie können auch Ihren Atem benutzen, um sich von einem Problem zu befreien. Hier drei kleine Übungen, die Ihnen eine wertvolle Hilfe sein werden:

ERSTE ÜBUNG: ATEMHAUCH, UM SICH ZU REINIGEN

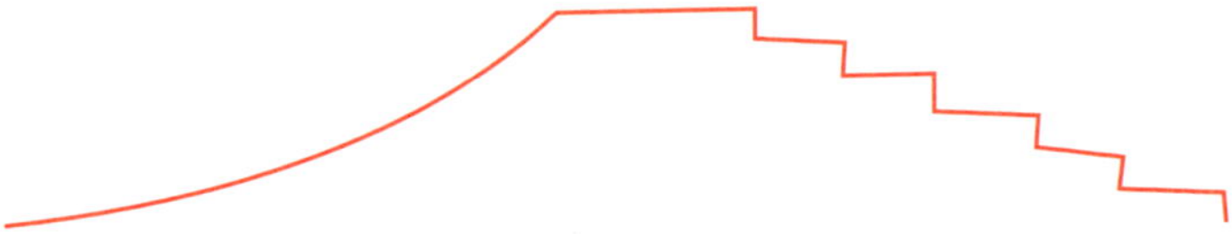

1. Atmen Sie über die Länge der ansteigenden Kurve hinweg kontinuierlich ein und steigen Sie dabei auf den Gipfel des Berges.
2. Visualisieren Sie, während Sie eine Weile die Luft anhalten, Ihre Probleme im Tal unter Ihnen als dichten Nebel oder schwarzen Rauch, der die Luft verschmutzt.
3. Atmen Sie stoßweise aus und blasen Sie dabei stark (durch den Mund, wenn Sie wollen), um den Nebel oder den Rauch zu vertreiben. Steigen Sie dabei Stufe für Stufe die Treppe hinunter.
4. Ruhen Sie sich am Ende des Ausatmens einen Moment lang aus. Stellen Sie sich dabei eine sonnenbeschienene Landschaft vor.

Hinweis: Bei dieser Übung können Sie auch die Arme zu Hilfe nehmen.
Kreuzen Sie die Unterarme über der Brust; die rechte Hand liegt auf der linken Schulter, die linke auf der rechten Schulter. Heben Sie beim Einatmen ruhig die Ellenbogen, bis sie waagerecht sind.
Atmen Sie dann stoßweise aus, während Sie die Arme wieder sinken lassen.

Sie können diese Übung auch »nur« in Gedanken ausführen, indem Sie sie visualisieren.

ZWEITE ÜBUNG: DER WIND VERTREIBT DIE WOLKEN AM HIMMEL

1. Setzen oder legen Sie sich hin, schließen Sie die Augen, und nehmen Sie Ihren Körper ganz bewusst wahr, indem Sie von unten nach oben wandern: Füße, Knie, Becken, Rücken, Hände, Schultern, Hals, Kopf.
2. Spüren Sie Ihren Atem im Unterleib, in der Brust und dann in der Nase. Beobachten Sie dann den Stirnraum und das sanfte Leuchten, das von außen durch Ihre Lider dringt.
3. Visualisieren Sie den Himmel unter Ihrer Schädeldecke: Gerade jetzt ist er mit dunklen Wolken bedeckt, die all Ihre Sorgen und künstlichen Identitäten symbolisieren.
4. Atmen Sie ein, während Sie sich die Sonne hinter der Wolkendecke vorstellen. Atmen Sie dann wieder aus und visualisieren Sie Ihren Atem als heftigen Wind, der die Wolken allmählich von Ihrem inneren Himmel vertreibt.

Wiederholen Sie diese Atmung mehrmals. Am Ende der Übung finden Sie sich unter einem azurblauen Himmel wieder, und das Tagesgestirn strahlt am Zenit. Atmen Sie sein Licht ein und lassen Sie es beim Ausatmen Ihr ganzes Sein durchdringen.

DRITTE ÜBUNG: DIE TOBOGGAN-RUTSCHE ZUR ENTSPANNUNG

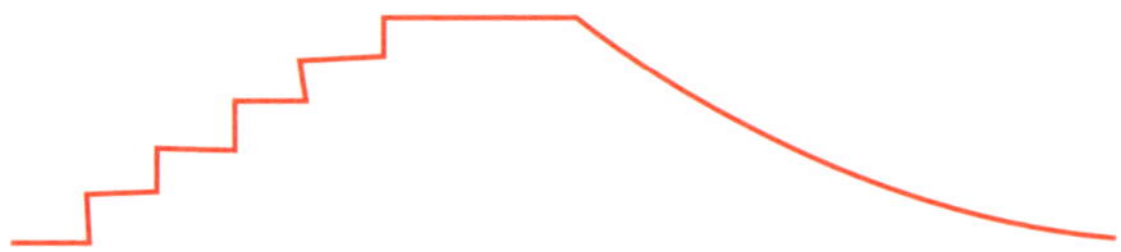

1. Steigen Sie, indem Sie mit dem Blick dem Verlauf der Skizze folgen, die Toboggan-Rutsche hinauf, bis Sie ganz oben angelangt sind. Atmen Sie dabei stoßweise Stufe für Stufe ein.
2. Atmen Sie sanft und lange aus, bevor Sie hinunterrutschen und auf einem sonnigen Strand oder in reinem, erfrischenden Wasser landen.

Strategie Nr. 3: Die Eule verstehen

Für die Eule ist eine Krise eine Botschaft des tiefsten Wesenskerns, die mich auf eine Störung aufmerksam machen will, damit ich mehr Klarheit über mein Leben gewinne.

Regel Nr. 5: Die Intelligenz des Universums

Die Welt ist ein riesiger, vernunftbegabter Organismus. Die Lebenssituationen, die ich durchlebe, sollen mir helfen, mich zu entwickeln.

»In der Harmonie der Naturgesetzlichkeit offenbart sich eine so überlegene Vernunft, dass alles Sinnvolle menschlichen Denkens und Anordnens dagegen ein gänzlich nichtiger Abglanz ist.«

ALBERT EINSTEIN[6]

»Alles, was geschieht, ist so natürlich und vorherbestimmt wie eine Rose im Frühling und Früchte im Sommer. Keinem Menschen widerfährt etwas, das er nicht seiner Natur nach auch ertragen könnte.«

MARCUS AURELIUS

Daher auch die folgende Frage: Warum zeigt sich Ihr Problem, diese bittere Frucht, gerade jetzt? Was lernen Sie daraus über sich selbst?

Regel Nr. 6: Die Weisheit unseres »tiefen Selbst«

Platon und die Weisen des alten Indien vergleichen den Menschen mit einem Pferdegespann vor einem Wagen:

»Erkenne das Selbst als den Herrn der Kutsche.
Der Körper ist der Wagen, die Vernunft der Wagenlenker
und das Denken die Zügel.
Die Sinne sind die Pferde, die Objekte die Wege.«

KATHA-UPANISHAD
(II. 3–4)

Die Krise, die ich im Moment durchlebe, ist lediglich eine Szene meines Lebens, gespielt von einer kleinen Figur – einer meiner Facetten –, die mein Selbst, mein innerstes Ich mir geschickt hat: Es nähert sich getarnt und will sich bemerkbar machen. Es handelt sich also um ein Signal, das an mein Bewusstsein geschickt wird, um ihm mitzuteilen, dass sein globales Lebensprojekt aus den Fugen gerät: Der Reisende in der Kutsche hat bemerkt, dass das Terrain, auf dem er sich bewegt, chaotisch ist. Dem Kutscher fällt nichts auf; dann aber löst sich ein Rad (schlechtes körperliches Befinden) oder ein Pferd verletzt sich (emotionales Problem), sodass die Fahrt vorübergehend zum Halt kommt.

Jede Krise ist die Offenbarung eines unbewussten Teils des Wesens, das eingeschlossen bleibt und danach verlangt, anerkannt und integriert zu werden.

Sie erscheint als eine **Blockade des innersten Wesens,** die einen Widerstand gegen das, was ich wirklich bin, offenbart. Sie bietet also die Gelegenheit, tiefer in sich zu gehen und zu reifen.

Das Ich bzw. Selbst – der Reisende – kann auch durch einen alten Weisen symbolisiert werden, der aus den Tiefen Ihres inneren Himmels zu Ihnen spricht. Stellen Sie ihn sich vor! Der springende Punkt dabei ist, **wie** Sie seine Nachricht auffassen, ohne sie zu entstellen. Ein weiteres Bild wird Ihnen dabei helfen: Für die alten Meister des Ostens ist der Ausdruck des Selbst vergleichbar mit dem Spiegelbild des Mondes auf dem Meer, das für Ihren Geist steht. Zwei Situationen sind möglich:

› **Ihr Geist ist in Bewegung wie das aufgewühlte Meer, und das Bild des Mondes wird in viele kleine leuchtende Flecken auf dem Wasser zerstückelt. Sie erkennen die Botschaft nicht.**
› **Sie beruhigen Ihren Geist und die Mondscheibe wird daraufhin einwandfrei als Ganzes im Wasser Ihres Bewusstseins widergespiegelt.**

Aber wie muss man konkret vorgehen, um die Wellen des Denkens zu beruhigen? Hier eine zuverlässige Methode: Das achtsame Beobachten der eigenen Empfindungen und Gedanken.

DER BEOBACHTER: NICHT URTEILENDES GEWAHRSEIN

1. **Verinnerlichen:** Nachdem Sie die Augen geschlossen haben, nehmen Sie zunächst Ihren Körper bewusst wahr, dann Ihren Atem. Entspannen Sie die Augenlider und beobachten Sie das Leuchten, das sie durchdringt. Sie halten sich im Hintergrund, auf Ihrem Beobachtungsposten; Sie richten Ihre Aufmerksamkeit auf den Raum vor sich und auf eventuelle Lichtvariationen und Farbflecken, die sich vor Ihnen zeigen.

2. **Beobachten:** Sie sind geistig vollkommen zur Ruhe gekommen und entspannt, bleiben aber trotzdem auf Ihrem Beobachtungsposten und lassen den Fluss der Gedanken und Empfindungen vor sich ablaufen. Versuchen Sie nicht, sich auf einen bestimmten Gedanken oder eine Empfindung zu fixieren. Wenn einer davon bleiben will, heißen Sie ihn ganz einfach willkommen, bis er wieder geht. Sie sind nur ein Beobachter, kein Polizist. Spüren Sie, wie der Tanz der Wahrnehmungen immer langsamer wird. Die Wogen des Wassers beruhigen sich, sobald Sie nicht mehr in seinen Strudeln schwimmen. Es genügt, einfach nur Zeuge zu sein, die Wahrnehmungen vorüberziehen zu lassen, ohne sich von den Wellen mitreißen zu lassen.

3. **Rückkehr zur Außenwelt:** Spüren Sie wieder Ihren Körper, dann Ihren Atem. Öffnen Sie die Augen wieder.

Nachdem der Geist zur Ruhe gekommen ist, kann das Selbst sich ausdrücken, indem es sich in Ihnen widerspiegelt. Lenken Sie seine Klarheit auf Ihr Problem. Bühne frei für den Kern Ihres Leidens: Machen Sie es wie der Dichter René Daumal, wenn er seine Angst betrachtet:

»Eines Nachts hatte ich eine großartige Idee: Statt die Angst zu erdulden, wollte ich sie beobachten, sehen, wo sie ist, was sie ist. Ich erkannte dann, dass sie mit einer Anspannung im Bauch und im Brust- und Kehlbereich zusammenhing. Ich versuchte, mich zu entspannen und meinen Bauch zu lockern. Die Angst verschwand.«

Diese einfache Erkenntnis wird Sie beruhigen und auch René Daumal konnte sich dadurch von seiner Angst befreien. Aber auch Sie haben die Möglichkeit, der Krise ins Gesicht zu blicken, ihre Botschaft zu hören und zu ihr zu sprechen. Beginnen Sie damit, dass Sie sie auf dem Papier beschreiben. Sie können entweder einen kleinen Text verfassen und das, was sich im Lauf der Zeit ereignet, an die Oberfläche kommen lassen, ohne etwas auszufiltern. Oder Sie analysieren die Situation auf den verschiedenen Ebenen Ihres Seins:

- **körperlich (Wagen/Korpus der Kutsche): zum Beispiel eine Verspannung eines Körperteils;**
- **emotional (Pferde): ein Wunsch, der sich nicht erfüllt hat, oder der Verlust einer Freundschaft;**

- geistig-verstandesmäßig (Kutscher): ein bestimmter negativer Gedanke;
- »spirituell« (der Reisende): zum Beispiel der Verlust eines Ideals.

Und nun Sie!

Titel:

____

Nun sind Sie bereit, mit Ihrem »personifizierten Leiden« in einen Dialog zu treten. Dieser Dialog vollzieht sich in zwei Richtungen:

- Von der betreffenden »Personifizierung« zu Ihnen: Hören Sie sich an, was sie zu sagen hat, und schreiben Sie es auf!
- Von Ihnen zu ihr: Sie sprechen mit ihr wie Charles Baudelaire mit der »Dame Leid«: »Sei ruhig, o mein Leid, und klage schwächer!«[7]

Ergänzen Sie die folgende Tabelle:

Mitteilung vom »Mann in Schwarz«:

____

____

____

Ein paar Worte von Ihnen:

____

____

____

Nach diesen Übungen fühlen Sie sich bestimmt erleichtert und gelassener: Die simple Tatsache, dass Sie Ihr Problem in Worte fassen, lässt eine gewisse Distanz dazu entstehen, objektiviert das Problem und ermöglicht Ihnen, es besser zu verstehen.

Strategie Nr. 4: Der Zauberer Sich selbst (ver-)wandeln

Für den Zauberer ist eine Krise eine Aufforderung, seine Werte und Einstellungen zu ändern. Ein Appell, sich zu transformieren.

Regel Nr. 7: Die Macht der Imagination

Dank meines Vorstellungsvermögens kann ich mein Leben neu schaffen und ihm eine andere Farbe geben, indem ich neue Werte lebe.

»Mancher Vorfall ist das Erzeugnis einer starken Einbildungskraft.«

MONTAIGNE

Ich bin Meister in Zauberkünsten. Hört zu! …
Ich bin in allen Künsten bewandert![8]

RIMBAUD

Der **erste Zauberer** heißt **Epiktet** – dieser griechische befreite Sklave, der sich außerdem auch von unnützen Sorgen und Scherereien befreite. Er schlägt mir zunächst vor, mich wieder auf das zu besinnen, was **ich wirklich selbst in der Hand habe,** und vergleicht diesen Raum der Freiheit mit einer inneren Zitadelle, in der ich als Herr oder Herrin regiere.

Was unterliegt unmittelbar meinem Einflussbereich?

- **Die Art, wie ich eine Situation darstelle oder beurteile. Ich kann dasselbe Ereignis positiv oder negativ sehen.**
- **Die Entscheidung, umgehend etwas zu tun.**

Und was habe ich nicht oder nicht mehr in meiner Hand?

- **Die äußeren Gegebenheiten an sich: das Wetter, die Stimmung meines Nachbarn ...**
- **Meine früheren Taten: Ich kann sie nicht mehr rückgängig machen. Sinnlos, sie zu bedauern.**

Die Börsenkurse selbst zum Beispiel (äußere Realität) liegen zwar nicht in meinem Einflussbereich, wohl aber die Art, wie ich den Kursverfall mir selbst gegenüber darstelle, oder meine Entscheidung, wie ich in diesem Moment darauf reagiere. Ich kann zwar nicht das Geringste an den Börsenwerten ändern, aber ich kann mein sinkendes Guthaben als eine Gelegenheit sehen, einfacher zu leben.

Betrachten Sie die beiden auf der nächsten Seite abgebildeten Bereiche. Schreiben Sie in Bezug auf Ihr spezielles Problem (oder auf die Krise im Allgemeinen) im oberen Kreis (Freiheit) alles auf, was Sie selbst in der Hand haben. Schreiben Sie dann in den unteren Kreis (Sklaverei) alles, was nicht Ihrem Einfluss unterliegt.

Seien Sie dabei so konkret wie möglich!

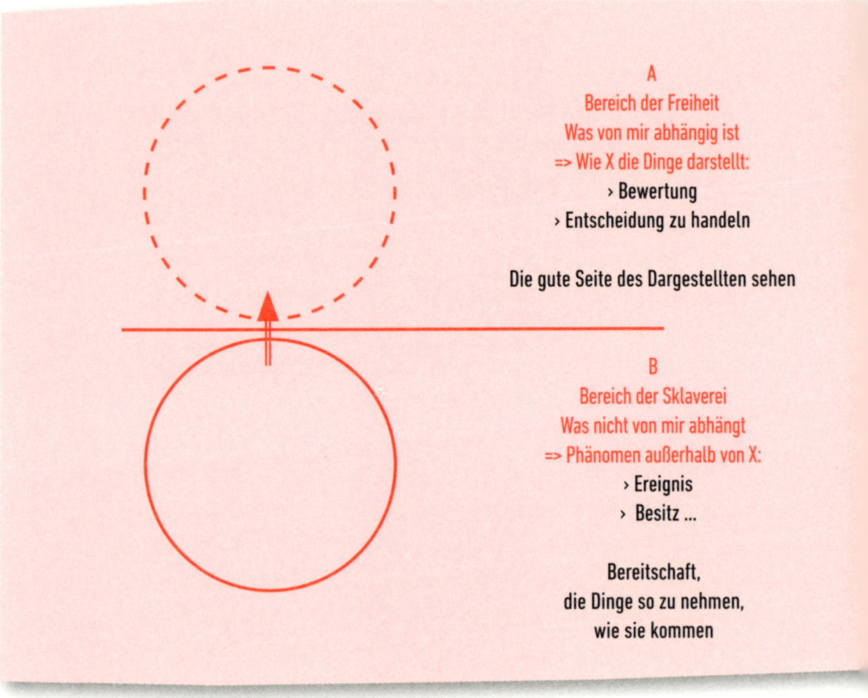

Für den Bereich B (unterer Teil der Darstellung) empfiehlt Epiktet, **das anzunehmen, was ist.** Was nützt es, angesichts der Wirtschaftskonjunktur in Hoffnungslosigkeit zu verfallen oder über die miesen Zeiten zu schimpfen?

Konzentrieren Sie sich lieber auf Bereich A. Malen Sie ihn in der Abbildung gelb aus.

Prüfen Sie, wie weit Sie imstande sind, die Art, Ihr Problem aufzufassen, zu verändern, und das Positive daran wahrzunehmen.

Meditieren Sie zunächst über folgende wahre Aussage von Epiktet:

**»JEDES DING HAT ZWEI HENKEL.
AN DEM EINEN KANN MAN ES TRAGEN,
AN DEM ANDEREN NICHT.«**

Machen Sie nun die »Waage«-Übung
(s. Abb. auf der nächsten Seite):
Tragen Sie auf der linken Waagschale in Schwarz die Minuspunkte Ihres Problems ein, ohne zu übertreiben. Schreiben Sie rechts die Pluspunkte der Situation in Farbe hin. Visualisieren Sie diese Aspekte so klar wie möglich.
Nehmen wir zum Beispiel den Verlust des Arbeitsplatzes:
Als Minuspunkt könnte man die Verschlechterung des Lebensstandards in materieller Hinsicht anführen; rechts dagegen, auf der positiven Seite, ließe sich der Zeitgewinn hervorheben, den man nutzen könnte, um mehr Zeit mit seinen Freunden zu verbringen oder sich beruflich weiterzubilden. Oder aber man freut sich über die Befreiung aus einer schwierigen Arbeitssituation.

Und jetzt sind Sie wieder dran!

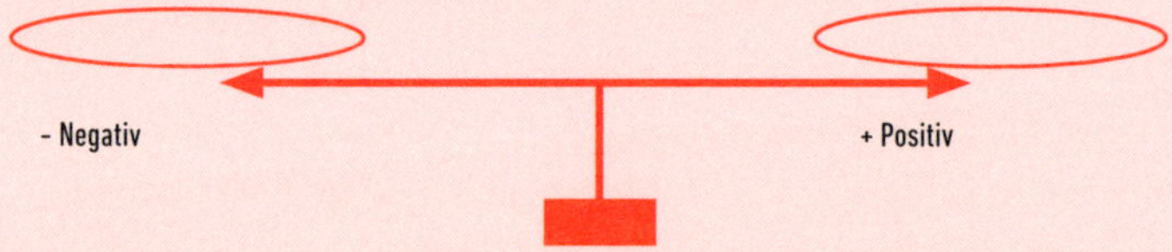

Streichen Sie mit einem schwarzen Filzstift die negativen Aspekte mit einem Kreuz durch. Konzentrieren Sie sich auf die Wahrheiten auf der rechten Seite.

Machen wir uns nun auf zu einer Begegnung mit dem **zweiten Zauberer.** Es ist ein indischer Swami: **Swami Satyananda.**

Er hat eine Methode der Yogatradition übernommen, die sehr wirksam ist, um sich zu transformieren: **Yoga Nidra.** In einem Zustand der tiefen Entspannung, zwischen Wachen und Schlafen, programmieren Sie sich neu und pflanzen dabei tief in sich ein kleines Saatkorn, das keimen und Früchte tragen wird. Es wird als **sankalpa** bezeichnet und präsentiert sich in Form eines kurzen Satzes mit einer positiven Aussage, den Sie wiederholen, um nach und nach Ihr Problem zu überwinden.

Beim Formulieren dieses Satzes sollten Sie drei Regeln beherzigen:

- **Er sollte kurz und klar sein.**
- **Es sollte eine positive Aussage sein: Sagen Sie zum Beispiel »Ich werde immer gesünder« und nicht »Ich habe keine Schmerzen mehr«, denn Ihr Unterbewusstsein würde in diesem Fall den Begriff »Schmerzen« registrieren, nicht aber die Verneinung. Fokussieren Sie sich auf das Gute!**
- **Geben Sie dem Ganzen genügend Zeit, um zu wirken und das (allmähliche) Fortschreiten der Heilung zu respektieren: Statt »Mir geht es gut«, sagen Sie lieber »Mir geht es immer besser«. Im ersten Fall wäre die Kluft zwischen Ihrem Wunsch und der tatsächlich vorhandenen Realität zu groß: Ihr Unterbewusstsein würde Sie für eine(n) Lügner(in) halten!**

Wenden Sie diese Prinzipien an und verfassen Sie für Ihr spezielles Problem ein **Sankalpa** in Ihrer Lieblingsfarbe. Sie können die Formulierung noch durch ein Bild ergänzen, das die Szene veranschaulicht. Beziehen Sie sich selbst als Akteur ein:

Mein Sankalpa	Zeichnung, Bild oder Beschreibung der Szene
... ...	

Nun sind Sie bereit für eine **Yoga-Nidra**-Sitzung:

1. **Vorbereitung:** Legen Sie sich auf den Rücken, schließen Sie die Augen und finden Sie eine bequeme Position. Lauschen Sie den Geräuschen, die von außen kommen, ohne sie jedoch zu analysieren.
2. **Sankalpa:** Wiederholen Sie Ihr **Sankalpa** dreimal. Kombinieren Sie es mit einer suggestiven Szene.
3. **Tour des Bewusstseins durch den Körper:** Scannen Sie Ihren ganzen Körper! Durchlaufen Sie all seine Teile, die Sie dabei intensiv wahrnehmen, und wiederholen Sie währenddessen rhythmisch die Bezeichnung des betreffenden Körperteils. Gehen Sie dabei in folgender Reihenfolge vor:

Rechte Seite: Daumen der rechten Hand, Zeigefinger, Mittelfinger, Ringfinger, kleiner Finger, Handfläche, Handoberseite, Ellenbogen, Schulter, Brust rechts, Gesäß rechts, Knie, Wade, Ferse, Fußoberseite, Zehen, Fußsohle.
Linke Seite: Dieselbe Reihenfolge wie auf der rechten Seite.
Kopf: Oberkopf, Stirn, Schläfen, Ohren, Wangen, Augen, Punkt zwischen den Augenbrauen, Nasenspitze, Lippen, Zunge.
Wiederholung: gesamter Kopf, beide Arme, beide Beine, gesamter hinterer Körper, gesamte Körpervorderseite, ganzer Körper.

4. **Atem:** Beobachten Sie Ihren Atem auf drei »Etagen«.
   Unterleib: Beim Einatmen rundet sich der Bauch wie ein Ballon, der sich aufbläht, beim Ausatmen sinkt er wieder in sich zusammen. Zählen Sie 5 Atemzüge (Ein- und Ausatmung) und beginnen Sie dann wieder bei 5.
   Brust: Sie öffnet sich wie ein Regenschirm, wenn Sie einatmen, und schließt sich beim Ausatmen wieder; machen Sie wieder 5 Atemzüge.
   Kleines Nasendreieck: Beim Einatmen steigt die Luft durch die Seiten des Dreiecks bis zu dem Punkt zwischen den Augenbrauen nach oben; beim Ausatmen geht er wieder zurück zur Basis des Dreiecks.
5. **Stirnbereich:** Betrachten Sie von innen das sanfte Leuchten, das durch Ihre Augenlider dringt.
6. **Geistiger »Bildschirm«:** Visualisieren Sie in schnellen Bildern sieben Landschaften, die Sie mögen, zum Beispiel einen Sonnenuntergang über dem Meer, ein Feld mit Mohnblumen, die Wüste, einen Wasserfall in den Bergen, einen zwitschernden Vogel ...

Sie können auch geistig eine Situation durchleben, zum Beispiel aus einer Höhle herauskommen, zu einer paradiesischen Insel segeln oder bergsteigen ...

7. **Sankalpa:** Wiederholen Sie dreimal Ihren Ausspruch.
8. **Rückkehr in die Außenwelt:** Nehmen Sie den Stirnbereich, den Atem und dann Ihren ganzen Körper wieder bewusst wahr. Bevor Sie die Augen öffnen, sprechen Sie wieder dreimal Ihr Sankalpa.

Hinweis: Diese Übung kann verschiedene Formen annehmen und auch im Sitzen durchgeführt werden, zum Beispiel im Zug. Sie brauchen nur die Reihenfolge der einzelnen Schritte einzuhalten: Körper, Atem, Stirnbereich, geistiger »Bildschirm«, Rückkehr zur Außenwelt. Das Sankalpa wird zu Beginn, in der Mitte und am Ende der Übung wiederholt.

Nun zum **dritten Zauberer,** der **Plotin** heißt. Dieser Schüler Platons schlägt vor, man solle sein Leben aus dem Stein herausmeißeln, indem man den Steinblock, zu dem man geworden ist, in eine großartige Statue verwandelt:

»Halte es wie der Bildhauer mit einer Statue, die schön werden soll: Er entfernt einen Teil, schabt an einem anderen, glättet den einen Bereich und säubert den anderen, bis er das schöne Gesicht der Statue zur Erscheinung bringt. Genauso musst du alles Oberflächliche entfernen, das Krumme geraderücken und alles Dunkle bereinigen, bis du es zum Leuchten bringst. Hör nie auf, deine Skulptur zu formen ...«[9]

Sie brauchen nicht zu warten, bis der Marmorblock zu einem Grabstein wird. Beginnen Sie also sofort, die Statue aus ihm herauszumeißeln!
Zeichnen Sie eine Statue, die noch im Stein eingeschlossen ist. Schreiben Sie Ihre **ideale Persönlichkeit** in die Figur hinein, das Positive an Ihnen und das, was Sie wirklich sein wollen. Schreiben Sie auf dem Marmor, der die Statue außen umgibt, alles auf, von dem Sie sich befreien wollen: Probleme, überflüssigen Besitz, Masken ... kurz: Ihre alte Haut.

Und jetzt: Malen Sie die Figur, die im Marmor eingesperrt ist, bunt aus und schneiden Sie sie aus. Zerknüllen Sie das restliche Papier und werfen Sie es in den Müll. Bewahren Sie die ausgeschnittene Figur, dieses Symbol Ihres »Ideal-Ich«, auf und tragen Sie sie immer bei sich. Sie haben Ihr Leben aus dem Stein herausgehauen und für sich eine Statue entworfen!

Zum Schluss: Haben oder Sein?

Kommen wir noch einmal auf die Wirtschaftskrise zurück! Sie werden feststellen, dass sie vor allem den Bereich des **Habens** betrifft, die Herrschaft der **Quantität**. Was hingegen das **Sein** angeht, das sich auf die Lebens**qualität** auswirkt: Sie können dafür sorgen, dass es kaum davon beeinträchtigt wird – oder sich sogar noch verbessert –, indem Sie die Situation am richtigen »Henkel« ergreifen, wie Epiktet es ausdrücken würde. Sortieren Sie also Ihr Leben so, dass Sie das Haben beiseitelegen und sich wieder auf das Sein konzentrieren (Freundschaften, Waldspaziergänge, Lesen ...).

Und am Ende noch eine goldene Regel:

**LASSEN SIE NICHT ZU,
DASS DIE KRISE DES HABENS
AUF DEN BEREICH
DES SEINS ÜBERGREIFT!**

Symbolisieren Sie diese Regel mit einer eigenen Zeichnung:

Hier Ihre Zeichnung:

Und wenn diese Krise eine Gelegenheit wäre für eine Massenfluchtbewegung, weg vom Haben, hin zum Sein?

Wenn Sie die Nachrichten sehen oder Ihre Tageszeitung lesen, stellen Sie sich die folgende einfache Frage: Wie viele Überschriften betreffen das Haben und wie viele das Sein?

Sie werden bemerken, dass die erste Kategorie die zweite übertrifft: Das Sein wird vom Haben erdrückt!

Was tun? Hören Sie nicht länger den lieben langen Tag Politikern und Wirtschaftsfachleuten zu, all diesen **Doktoren des Habens!** Hier der Rat von Charles Baudelaire: **»Berauscht euch mit Poesie!«** Ist Dichtung nicht das radikalste Heilmittel gegen das übertrieben »aufgeblähte« Haben? Zerreißen Sie mit Arthur Rimbaud den trüben Himmel Ihrer Welt, und eröffnen Sie andere Perspektiven:

»Endlich, oh Glück, oh Vernunft, trennte ich vom Himmel
das Azur, das vom Schwarzen herkommt,
und ich lebte, goldener Funke, vom Lichte
Natur (...)
Sie ist neu gefunden!
Wer? Die Ewigkeit.
Ist das Meer, verbunden
Dem Sonnenschein.«[10]

ARTHUR RIMBAUD

Etymologisch bedeutet **Poesie** »Kreation, Erschaffung«: Kreieren Sie Ihr Leben, schaffen Sie neue Landschaften, wie Arthur Rimbaud!

Die Zukunft kann nur poetisch sein! Möge die Zeit der Dichter kommen!

Anmerkungen

1. Pascal Bruckner: *Ich kaufe, also bin ich. Mythos und Wirklichkeit der globalen Welt.* Ein Essay. Aufbau Verlag, Berlin 2004.
2. Arthur Rimbaud: *Sämtliche Dichtungen* (zweisprachige Ausgabe). Aus dem Französischen übersetzt und mit Anmerkungen und einem Nachwort herausgegeben von Thomas Eichhorn; Übersetzung der »Illuminations« von Reinhard Kiefer und Ulrich Prill. dtv, München 2002, S. 17.
3. Charles Baudelaire: *Die Blumen des Bösen.* Aus dem Französischen von Terese Robinson, Georg Müller Verlag, München 1925 (aus »Erhebung«).
4. Amin Maalouf: *Mörderische Identitäten.* Übers. von Christian Hansen. Edition Suhrkamp, Frankfurt/M. 2000, S. 20, 23.
5. Nachdichtung: Hans Magnus Enzensberger, zit. n. Madeleine Bourdouxhe: *Unterm Pont Mirabeau fließt die Seine.* Erzählung. Piper, München/Zürich 1998.
6. Albert Einstein: *»Die Religiosität der Forschung.«* In Carl Seelig (Hg.): *Mein Weltbild.* Ullstein, Berlin 2005.
7. Übers. von Stefan George.
8. Arthur Rimbaud, übersetzt von Carl Andreas. Rowohlt Klassiker, Reinbek bei Hamburg 1963, S. 135–137.
9. Plotin: *Enneaden,* 1. Enneade, 6. Buch (»Über das Schöne«)
10. Arthur Rimbaud: *Ein Aufenthalt in der Hölle.* Übersetzt von Thomas Eichhorn. Rimbaud Verlagsgesellschaft, Aachen 2001.

Literatur

Diegelmann, Christa; Isermann, Margarete: *Kraft in der Krise. Ressourcen gegen die Angst.* Klett-Cotta, Stuttgart 2012

Grün, Anselm: *Trau deiner Kraft. Mutig durch Krisen gehen.* dtv, München 2011

Gruhl, Monika: *Die Strategie der Stehauf-Menschen. Krisen meistern mit Resilienz.* Kreuz, Freiburg 2010

Stavemann, Harlich H.: *Im Gefühlsdschungel: Emotionale Krisen verstehen und bewältigen.* Beltz, Weinheim 2001

Pieper, Georg: *Überleben oder Scheitern. Die Kunst, in Krisen zu bestehen und daran zu wachsen.* Albrecht Knaus Verlag, München 2012

Welter-Enderlin, Rosemarie; Hildenbrand, Bruno: *Resilienz – Gedeihen trotz widriger Umstände.* Carl Auer Verlag, Heidelberg 2012

Die Autoren

Isabelle Filliozat ist Psychotherapeutin, Speaker und Autorin. Seit über dreißig Jahren setzt sie sich dafür ein, dass Menschen besser mit sich selbst und mit anderen leben.

Jacques de Coulon ist Professor für Philosophie und war viele Jahre Rektor des Collège Saint-Michel in Fribourg/Schweiz. Er hat mehrere Bücher u.a. über therapeutisches Schreiben, Meditation und Lebensfreude verfasst und ist europaweit ein begehrter Vortragsredner.

Die Originalausgaben erschienen 2009 bzw. 2015 unter den Titeln *Petit cahier d'excercices anti-crise* und *Petit cahier d'excercices pour se relever d'un échec* bei © Editions Jouvence, S.A., Chemin du Guillon 20, Case 184, CH-1233 Bernex.

MIX
Papier aus verantwortungsvollen Quellen
FSC® C013736

Umschlaggestaltung und Motiv: Hauptmann & Kompanie Werbeagentur, Zürich
Satz: Danai Afrati, München
Druck und Bindung: Eberl & Kösel, Altusried-Krugzell
ISBN 978-3-95803-373-3